C·H·Beck
PAPERBACK

REBECCA BÖHME

# HUMAN TOUCH

Warum körperliche Nähe so wichtig ist

*Erkenntnisse aus Medizin und Hirnforschung*

C.H.BECK

Mit 10 Abbildungen

Originalausgabe


Satz: C.H.Beck.Media.Solutions, Nördlingen
Druck und Bindung: Druckerei C.H.Beck, Nördlingen
Umschlaggestaltung: Geviert, Grafik & Typografie, München
Umschlagabbildung: © Kai Bublitz, Berlin
Printed in Germany
ISBN 978 3 406 72590 6

*www.chbeck.de*

# Inhalt

# Einleitung

Seit ich in der Berührungsforschung arbeite, berühre ich meine Mitmenschen häufiger, allen voran meine Kinder. Auch jetzt muss ich mich immer noch selbst daran erinnern, wie unglaublich wichtig liebevolle Berührungen für unsere Beziehungen, für die Entwicklung eines Kindes und für unsere eigene Gesundheit sind, denn in Deutschland sind wir körperlich eher distanziert. Wir wachsen damit auf und verinnerlichen so, «was sich gehört» – und das ist, in den meisten Interaktionen mit anderen Menschen Abstand zu halten und sich nicht unnötig zu berühren. Abgesehen vom Händeschütteln gelten Berührungen im Alltag als unprofessionell. Öffentliches Zurschaustellen von Verliebtheit durch Körperkontakt bezeichnen wir als unangebracht, nervig, womöglich sogar eklig. Sogar das Kuscheln mit unseren Kindern müssen wir immer noch gegen den Vorwurf des «Verwöhnens» verteidigen. Dabei ist der Berührungssinn nicht nur unser ältester, sondern auch unser wichtigster Sinn!

Die erste Interaktion mit einem anderen Menschen, die jeder von uns erlebt, verläuft über Berührungen: Neugeborene Babys werden von den Eltern gestreichelt, liebkost und eng an den Körper gehalten. Dieser erste Hautkontakt ist unglaublich wichtig für die Entwicklung einer Bindung zwischen Eltern und Kindern. Das ist inzwischen selbst in die sterilsten Geburtshilfeanstalten vorgedrungen. Sogar nach komplizierten Geburten oder Kaiserschnitten wird viel Wert auf diese erste Interaktion gelegt. Doch die zentrale Rolle, die Berührung in unserem Leben einnimmt, endet nicht, wenn Sprache die Möglichkeit schafft, auch über größere Distanzen miteinander zu kommunizieren. Die zwischenmenschliche Berührung bleibt enorm wichtig: Wenn ein Kind hinfällt, nehmen wir es in den Arm und streicheln die schmerzende Beule. Wenn ein Freund traurig ist, legen wir ihm die Hand auf die Schulter. Wenn wir jemanden gerne mögen, möchten wir diesen Menschen berühren. Und eine der größten Herausforderungen in einer Fernbeziehung stellt die körperliche Distanz dar.

In älterer Zeit wurde die sanfte, liebevolle Berührung zu dem *Gemeingefühl* gezählt, das alle Sinneswahrnehmungen umfasste, die von innen kommen: Hunger, Durst, Jucken, aber auch Schmerz, Frieren oder das Gefühl dafür, wo und in welcher Position sich unser Körper gerade befindet. Dieses *Gemeingefühl* galt nicht als Teil der anderen fünf Sinne. Das bedeutet, dass liebevolle Berührungen nicht zum Tastsinn gerechnet wurden. Der Philosoph Immanuel Kant etwa ging davon aus, dass wir über einen *inneren Sinn* verfügen, der es uns ermöglicht, bewusst wahrzunehmen, wie es uns geht – und über diesen Zustand nachzudenken. Für diesen eher nach innen gerichteten Körpersinn hat sich in der Wissenschaft der Begriff «Interozeption» etabliert, die Wahrnehmung des Inneren. Hierzu scheint auch das Gestreicheltwerden zu gehören: Das langsame Streicheln der Haut wird von speziellen Nervenfasern wahrgenommen und in einem anderen Bereich im Rückenmark verarbeitet als der Tastsinn. Somit hat die liebevolle, zwischenmenschliche Berührung eine Sonderstellung. Sie ist nicht Teil unseres Tastsinns, der zum Erkunden und Erforschen unserer Umwelt da ist, sondern sie steht in Zusammenhang mit unserer Wahrnehmung von uns selbst, unserem leiblichen Selbst und unserem sozialen Selbst.

Dass zwischenmenschliche Berührungen eine ganz besondere Wirkung haben, wissen wir eigentlich alle, machen es uns nur kaum bewusst: Ob ein kraftvolles Händeschütteln, ein aufmunterndes Klopfen auf die Schultern, eine sanfte Liebkosung, ein Kuss oder ein zärtliches Streicheln über den Arm – Berührungen verhelfen einer Interaktion zwischen zwei Menschen zu einer Lebhaftigkeit und Emotionalität, die Sprache allein nicht vermitteln kann. Unsere persönliche Erfahrung legt nahe, dass selbst die kleinste Berührung einer anderen Person starke Gefühle auslösen kann. Unsere Sprache spiegelt in unzähligen Redewendungen wieder, wie wichtig und grundlegend Berührungen für unsere Lebenserfahrung sind. Das beste Beispiel ist, dass wir sagen «Das berührt mich sehr», wenn etwas uns emotional betrifft.

Die Möglichkeit, sich gegenseitig anzufassen, sich zu berühren, ist für das Gefühl emotionaler Nähe von unsagbarer Bedeutung. Eine der wichtigsten Funktionen von Berührung ist, Zuneigung auszudrücken. Zuneigung mitzuteilen und mitgeteilt zu bekommen, ist ein menschliches Grundbedürfnis, welches in der Eltern-Kind-Beziehung und in der romantischen Beziehung besonders ausgeprägt ist.

In anderen Beziehungen scheint die zwischenmenschliche Berührung eher eine Nebenrolle zu spielen. Wenn wir uns berühren, so geschieht es meist im Nebenbei oder im Rahmen einer Formalität, wie der Begrüßung. Auch in der wissenschaftlichen Erforschung der taktilen Sinne lag der Fokus die längste Zeit auf der Fähigkeit, verschiedene Oberflächen und Texturen zu unterscheiden. Erst in den letzten Jahren hat sich die Wissenschaft auch der affektiven, der zwischenmenschlichen Berührung zugewandt und beginnt zu verstehen, wie diese unsere sozialen Beziehungen und Interaktionen beeinflusst. Bereits jetzt kristallisiert sich heraus, dass die soziale Berührung, auch diejenige, die uns gar nicht bewusst wird, einen viel größeren Einfluss auf unser Verhalten hat, als man vermuten würde. Wie genau sich dies gestaltet, möchte ich in diesem Buch Ihnen, meinen Lesern, gerne näherbringen – und jeden dazu anhalten, seine oder ihre Liebsten mehr und bewusster zu berühren.

# 1.
# Babyzart

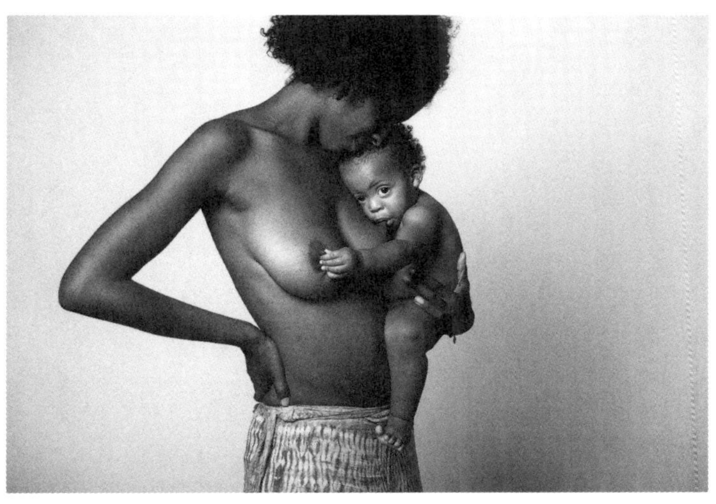

Die kleine Melissa ist erst wenige Tage alt. Ein wonniges, winziges Menschlein. Als die frischgebackenen Großeltern ihre Enkelin zu sehen bekommen, ist der erste Wunsch: «Darf ich sie mal halten?» Oma streichelt der Neugeborenen über die Pausbacken und schwärmt von der weichen Haut der Kleinen. Die zarte und empfindsame Babyhaut steht auch im Fokus all der Produkte, die Melissas Eltern schon vor der Geburt von allen Seiten her angepriesen bekommen: Windeln und spezielle Babycremes sollen die weiche Babyhaut pflegen und schützen. Das Ideal der Babyhaut ist auch in Werbespots und Anzeigen für Pflegeprodukte für Erwachsene präsent. Gelockt wird mit babyhafter Zartheit und Sanftheit, und die perfekte Hautstruktur wird mit der eines Babypopos verglichen. Es scheint einen gesellschaftlichen Konsens zu geben: Jeder kuschelt gern mit Babys und berührt deren sanfte Haut – und genau das ist es auch, was sie brauchen.

## Körperwärme und Nähe

Gleich nach der Geburt kam die kleine Melissa zu ihrer Mama, und die beiden kuschelten lange und ausgiebig. Alles andere – erste Untersuchungen, Wiegen, Anziehen, Formalitäten – hatte Zeit und wurde nach dieser wundervollen Kennenlernphase erledigt. Die neugeborene Melissa kann noch nicht besonders gut sehen, nur etwa 30 Zentimeter weit. Alles, was weiter entfernt ist, bleibt unscharf. Auch der Hörsinn ist erst nach vier Wochen voll ausgreift. Bis dahin entwickelt sich Melissas erste Bindung an Mama und Papa über Berührungen. Dies erklärt auch, weshalb sie weint, wenn man sie ablegt, selbst wenn ihre Bezugspersonen noch im Raum sind und sogar mit ihr sprechen. Hautkontakt gilt heutzutage als die Erfahrung, die direkt nach der Geburt die Bindung zwischen Eltern und Kind am meisten stärkt. Besonders aus der Perspektive des Neugeborenen ist dies einleuchtend: Nach der langen Zeit in der Gebärmutter, in der es durch das Fruchtwasser und die Fruchtblase ständig Berührung empfunden hat, muss es ein Schock sein, wenn dieser sanfte Druck von allen Seiten auf einmal fehlt. Die Umarmung von Mama und Papa kann unserer kleinen Melissa nun neuen Halt geben.

Neben der emotionalen Komponente gibt es auch jede Menge physiologische Vorteile für das Neugeborene: Studien zeigen, dass Hautkontakt direkt nach der Geburt die Atmung, die Körpertemperatur und den Blutzucker stabilisiert. All dies sind kritische Maße, auf die nach der Geburt besonders geachtet wird. Sie sind Indikatoren für die Adaptation des Neugeborenen, zeigen also an, wie gut und schnell sich der Körper des Babys an die neue Umgebung anpasst. So ein neugeborenes Menschlein ist sehr empfindlich und die Phase nach der Geburt gilt als kritisch. Anpassungsstörungen in diesen ersten Lebensstunden können Anzeichen für Komplikationen nach der Geburt sein. Um Neugeborene besser überwachen zu können, wurden sie lange Zeit (und werden es zum Teil immer noch) von ihren Müttern getrennt, damit sie gewogen, beobachtet und an alle möglichen Kabel angeschlossen werden können. Wir haben gern das Gefühl von Kontrolle und Sicherheit, und das wird wohl besonders gut durch technische Apparate und konkrete Zahlen vermittelt. Doch schon die Babys unserer Vorfahren in der Steinzeit und Eiszeit mussten sich nach der Geburt an die neue, kalte Umgebung gewöhnen. Ohne Heizung und dicke Kleidung war die Hauptwärmequelle damals der Körper der Mutter. Dieser ist auch heute noch unseren technischen Erfindungen überlegen. Babys, die nach der Geburt Hautkontakt mit ihrer Mutter hatten, sind auch noch Stunden später wärmer als Babys, die von der Mutter getrennt in einem beheizten Babybettchen untergebracht wurden.

Doch nicht nur das Baby profitiert vom Kontakt nach der Geburt, auch der Effekt auf die Eltern ist messbar: Das Hormon Oxytocin, das sogenannte Bindungshormon, wird besonders während des Hautkontakts mit dem Baby und beim Stillen ausgeschüttet. So wird ein Grundstein für eine gute Beziehung zwischen Eltern und Kind gelegt. Denn selbst wenn die direkten Folgen des Hautkontakts zwischen Eltern und Baby auf den ersten Blick nicht allzu beeindruckend sein mögen – es bleibt nicht bei so grundlegenden Dingen wie der stabilen Körpertemperatur. Der frühe Hautkontakt zwischen Eltern und Babys setzt eine ganze Kaskade von positiven Folgen in Gang. Bereits in den 1970er Jahren fanden Forscher, dass auch auf längere Sicht die Beziehung zwischen Müttern und ihren Kindern besser ist, wenn direkt nach der Geburt Hautkontakt möglich war. Mütter, denen diese frühe Berührung ihrer Babys erlaubt wurde, stillten eher, erfolgreicher und länger. Gestillte Kinder wiederum haben ein stärkeres Immunsystem, neigen seltener zu Autoimmunkrankheiten und haben im Durchschnitt sogar einen leicht höheren IQ als ungestillte Kinder. Die Muttermilch fördert die Hirnentwicklung, besonders die der weißen Substanz, also der Nervenleitbahnen. Außerdem tragen verschiedene Bestandteile der Muttermilch dazu bei, dass das Kind eine gesunde und resistente Darmflora entwickelt. Die gesunde Darmflora wiederum beeinflusst ebenfalls die Entwicklung des Kindes; Störungen der Darmflora hingegen stehen möglicherweise mit Verhaltensauffälligkeiten bei Kindern in Zusammenhang. Wer also erfolgreiches Stillen durch frühen Körperkontakt fördert, der fördert in Folge auch die Gesundheit und Entwicklung eines Babys. Es ist überraschend, dass eine so einfache Intervention mit so weitreichenden Folgen nicht noch deutlich mehr Aufmerksamkeit in Geburtsanstalten und der frühkindlichen Pflege erhält.

Die Folgen der frühen Berührung zwischen Mutter und Baby sind lang anhaltend. Kinder, die für ein bis zwei Stunden nach der Geburt Hautkontakt erfahren hatten, sind mit einem Jahr weniger schnell frustriert und können sich selbst besser beruhigen als Kinder, denen dies nicht ermöglicht worden war. Für Frühchen zeigt sich der Vorteil von regelmäßigem Hautkontakt sogar noch ganze zehn Jahre später! Diese Kinder haben bessere kognitive Fähigkeiten, sind weniger schnell gestresst und schlafen besser als die Vergleichsgruppe.

Dies sind beeindruckende Beobachtungen – und doch sollten sie eigentlich kaum verwundern. Denn der frühe körperliche Kontakt zwischen Eltern und Babys scheint, zumindest für Säugetiere, universal wichtig zu sein. Hunde und Katzen lecken ihre neugeborenen Jungen intensiv, Pferde beschnuppern und stupsen ihre Fohlen. Auch Rattenmamas lecken ihre Jungen ausgiebig. Spannend ist, dass die Regelmäßigkeit der mütterlichen Zuwendung das Verhalten der erwachsenen Ratten beeinflusst: Ratten, die weniger Mutterliebe in Form von Lecken und Säubern erfahren haben, sind als erwachsene Ratten ängstlicher und leichter gestresst als die Vergleichsgruppe der vielbeleckten Rattenbabys. Dieser Zusammenhang zwischen mütterlicher Zuwendung und späterer Stressanfälligkeit konnte bei Ratten sogar auf der zellulären Ebene erklärt werden: Die Produktion eines bestimmten Rezeptors, des Glukokortikoidrezeptors, der in der Stressverarbeitung eine wichtige Rolle spielt, wird durch das mütterliche Ablecken reguliert. Dieser Zusammenhang macht Sinn; denn eine Rattenmutter leckt ihre Jungen höchstwahrscheinlich weniger ab, wenn sie selbst gestresst ist. Vielleicht hat sie nicht genug Futter oder lebt in einer gefährlichen Umwelt mit vielen Katzen und Raubvögeln. Die größere Stressanfälligkeit könnte ihre Jungen so auf ein gefährlicheres Leben vorbereiten. Sie werden besonders wachsam und aufmerksam, um Gefahren schneller zu erkennen.

In einem ähnlichen Experiment fanden Forscher, dass Mäuse, die früh in ihrem Leben gestresst werden, zum Beispiel durch eine Trennung von anderen Mäusen, später Anzeichen von depressivem Verhalten zeigen. Wie misst man eine Depression bei Mäusen? Das ist natürlich nicht so einfach. Wir können nicht das volle Erkrankungsbild der Depression in einer Maus untersuchen. Was wir jedoch können, ist, verschiedene Aspekte oder Symptome einer Depression bei Mäusen zu untersuchen. Ein häufig genutzter Test ist der «Schwimm-Test», in dem eine Maus in eine Schüssel mit Wasser gesetzt wird. Normalerweise paddeln Mäuse in so einer Situation, um sich über Wasser zu halten. Eine «depressive» Maus hingegen lässt sich einfach treiben. Dies ist ein Modell für die Antriebslosigkeit, die auch bei Menschen zur Depression gehört. Ein anderes Modell nutzt das Konzept der «erlernten Hilflosigkeit»: Hier wird gemessen, ob und wie schnell eine Maus versucht, einem unangenehmen Reiz, beispielsweise einem lauten Ton, zu entkommen. Andere Methoden messen, in welchem Umfang eine Maus ihre Umgebung erkundet oder ob sie sich auf eine offene Ebene hinaustraut. Es lässt sich darüber streiten, inwiefern sich ein sogenanntes depressives Verhalten bei Mäusen tatsächlich auf eine Depression bei Menschen übertragen lässt. Doch es herrscht unter Psychologen und Medizinern Konsens darüber, dass auch bei Menschen stressige Erlebnisse in der Kindheit mit der späteren Neigung zu Depressionen zusammenhängen.

## The Nature of Love

Recht bekannt und häufig zitiert sind Studien aus den sechziger Jahren, in denen der Psychologe Harry Harlow das Bindungsverhalten bei Rhesusaffen untersuchte. Seinerzeit lautete die vorherrschende Meinung, dass zu viel Zuneigung Kinder nur verwöhnen würde und dass Kuscheln und Liebkosungen unnötig seien. Harlows Experiment sah folgendermaßen aus: Die Babyäffchen wurden von der Mutter getrennt und kamen in einen Raum, in dem sie verschiedene Ersatzmütter zur Verfügung hatten: eine aus Draht, bei der sie Milch trinken konnten, und eine, die zwar keine Milch gab, aber die mit einem weichen, kuscheligen Stoff bespannt war. Harlow erwartete, dass die Äffchen nun eine Bindung zu der Drahtmutter entwickeln würden, denn die war es ja, die sie mit Futter versorgte. Zur allgemeinen Überraschung der gesamten Zunft der Entwicklungspsychologen und Erziehungsexperten entschieden sich die jungen Äffchen in der Regel für die kuschelige Mama und kletterten nur, wenn sie hungrig waren, zum Milchtrinken auf das Drahtgestell. Gut, könnte man sagen, die weiche Ersatzmutter ist eben einfach bequemer. Doch schien der körperliche Kontakt zu der Ersatzmutter eine weitreichende Rolle zu spielen. Harlow konnte dies in weiteren Versuchsaufbauten zeigen. Zuerst einmal konfrontierte er die Äffchen mit unbekannten oder erschreckenden Reizen (zum Beispiel einem lauten Aufziehspielzeug). Die Äffchen suchten dann bei der kuscheligen Mutter Schutz, nicht bei der Drahtmutter, die sie mit Essen versorgte. In einem anderen Versuch hatten die Babyäffchen nicht die Wahl, sondern nur eine der beiden Ersatzmütter stand zur Verfügung (in dem Fall gaben beide Versionen Milch).

Die Äffchen, die nur eine Drahtmutter hatten, wuchsen zwar genauso heran und nahmen zu wie die mit einer weicheren Ersatzmutter, doch hatten sie allerlei Probleme: Erhöhte Stresslevel zeigten sich in Verdauungsstörungen und in verringertem Erkundungsverhalten in einer unbekannten Situation. Harlow ging noch einen Schritt weiter und zog Rhesusaffen in völliger Isolation heran. Diese Tiere waren im Erwachsenenalter schwer verhaltensgestört. Die Originalpublikation dieser Untersuchungen trägt den Namen «The Nature of Love» (deutsch: Das Wesen der Liebe). Diese Experimente führten zu einer Kehrtwende in unserem Verständnis der kindlichen Entwicklung und der Beziehung zwischen Kindern und ihren Eltern. Zuneigung und Liebe für ein Kind und das Ausdrücken dieser Gefühle durch Liebkosungen waren auf einmal kein Verwöhnen mehr, sondern das Erfüllen einer biologischen Funktion, in gewissem Sinn Teil der Erziehungsaufgabe. Dem Bedürfnis zu kuscheln wurde eine Funktion gegeben, und das führte zu seiner Wertschätzung und gesellschaftlichen Akzeptanz. Eigentlich schade, dass es des Zusatzes einer *Funktion* bedurfte, um das Kuscheln mit Kindern als akzeptables Verhalten zu betrachten. Das bloße Bedürfnis danach und der Genuss eines innigen Moments waren keine ausreichenden Argumente.

Manche Leser mögen die Übertragbarkeit dieser Tierexperimente auf den Menschen anzweifeln. In gewissem Maße zu Recht, denn wir sind natürlich keine Rhesusaffen. Zum Glück würde keine Ethikkommission ähnliche Experimente bei menschlichen Babys zulassen. Doch im 13. Jahrhundert gab es noch keine Ethikkommissionen, die für die moralische Vertretbarkeit von Experimenten verantwortlich waren. Damals wollte Kaiser Friedrich II. die Ursprache finden. An sich eine interessante Idee: Lernen Kinder auch dann sprechen, wenn keiner mit ihnen spricht? Welche Sprache würden sie dann entwickeln? Die moralisch völlig unvertretbaren Experimente des

Kaisers beinhalteten nicht nur ein vollkommenes Schweigen des Pflegepersonals, sondern reduzierten die Pflege der Kinder auf das absolute Minimum: die Versorgung mit Essen und Trinken und die Hygiene. Die Kinder erhielten keine weitere körperliche Zuwendung und erfuhren keinen Körperkontakt. Der tragische Ausgang dieser Experimente war, dass alle Kinder verstarben. Der Kaiser notierte: «Sie vermochten nicht zu leben ohne das Händepatschen und das fröhliche Gesichterschneiden und die Koseworte ihrer Ammen.»

Heutzutage ist allgemein bekannt, wie wichtig dieser erste und enge körperliche Kontakt für die gesunde Entwicklung eines Kindes ist. Die Weltgesundheitsorganisation empfiehlt, dass Neugeborene direkt nach der Geburt und bis zur erfolgreichen ersten Fütterung bei der Mutter bleiben. Wenn dies nicht möglich ist, kann auch der Vater diese wichtige «Erstversorgung» übernehmen. Bei Kindern, die aus medizinischen Gründen nicht direkt zu den Eltern können, empfehlen Hebammen das sogenannte Re-Bonding, bei dem Mutter und Kind in eine geburtsähnliche Situation versetzt werden und so die verpasste Erfahrung nachholen sollen. Dabei wird das Baby kurz in ein gemütliches, warmes Bad gelegt und dann in einer entspannten und ruhigen Atmosphäre der Mutter auf den nackten Oberkörper gelegt, so wie es direkt nach der Geburt geschehen sollte. Zahlreiche Berichte von Betroffenen belegen, dass diese Methode tatsächlich eine starke emotionale Wirkung hat, zumindest auf die Mutter.

## Der Streichel-Sinn

Für unsere kleine Melissa ist nach der Geburt alles komplikationslos verlaufen. Während Mama und Papa mit ihrem neuen Baby kuschelten, konnten die Hebammen Formalitäten erledigen. Melissa fand schnell den Weg zu Mamas Brust und begann gleich ihre erste Mahlzeit. Mama und Papa streichelten behutsam den weichen Rücken, den ein Flaum aus dünnen Härchen bedeckt. Melissa ist ein paar Tage früher angekommen als erwartet und hat noch nicht alle ihre Lanugohaare verloren. Die Lanugobehaarung entwickelt sich beim ungeborenen Kind ungefähr in der 15. Schwangerschaftswoche und bedeckt den ganzen Körper. Zu jedem Haar gehört eine Talgdrüse, die eine fettende Substanz produziert, so dass die Haut des Neugeborenen gut geschützt ist vor der Feuchtigkeit des umgebenden Fruchtwassers. Doch dies ist womöglich nicht die einzige Funktion der Lanugohaare: Am Ende jedes dieser Härchen sitzt ein Rezeptor, der Bewegungen erspürt und die Information darüber an das Gehirn weitersendet.

In unserer Haut haben wir viele verschiedene Rezeptoren. Manche davon sind spezialisiert auf die Wahrnehmung von Druck, andere auf die Wahrnehmung von Vibration. Manche reagieren auf Wärme, andere auf Kälte und wieder andere signalisieren Schmerz. All dies ist schon eine ganze Weile bekannt. Doch erst in den 2000er Jahren haben Forscher, die unseren Tastsinn untersuchten, eine neue Sorte von Rezeptoren in der Haut entdeckt: die der sogenannten C-taktilen Fasern. Diese gehören zu der Gruppe der «C-Fasern», die auch für die Wahrnehmung von schmerzhaften Reizen und Temperatur zuständig sind. C-Fasern heißen so, weil sie ihre Signale etwas langsamer übermitteln als eine andere Gruppe von Hautrezeptoren, die A-Fasern («B-Fasern» gibt es komischerweise nicht). C-Fasern enden in einem anderen Bereich im Rückenmark, und auch ihre weitere Verarbeitung im Gehirn unterscheidet sie von den A-Fasern, die den klassischen Tastsinn vermitteln, also das Erspüren von Oberflächenstrukturen, von Vibrationen, Ecken und Kanten. Das ist in erster Linie ein aktiver Sinn, der für die Erkundung unserer Umgebung eine große Rolle spielt. C-Fasern hingegen vermitteln Wahrnehmungen aus dem Inneren des Körpers und über dessen Zustand, etwa über Wärme, Kälte und Schmerz. Solche Wahrnehmungen werden als «Interozeption» bezeichnet: «die Wahrnehmung des Inneren» (mehr zu diesem Thema in Kapitel 9). Dabei haben die C-taktilen Fasern eine ganz besondere Eigenschaft: sie reagieren speziell auf Streicheln! Woher weiß ein Rezeptor in der Haut, ob gestreichelt wird? Die C-taktilen Fasern reagieren besonders stark auf Reize, die bestimmte Eigenschaften haben, die einem Streicheln entsprechen: eine Berührung mit etwas, dessen Temperatur ein wenig unter der durchschnittlichen Körpertemperatur liegt und das sich in einer ganz bestimmten Geschwindigkeit bewegt. Optimal ist eine Berührung bei etwa 32 Grad Celsius – dies entspricht etwa der Temperatur unserer Fingerspitzen – und mit einer Geschwindigkeit von ein bis zehn Zentimetern pro Sekunde.

Dies klingt nach technischen Details, doch ohne je von C-taktilen Fasern gehört zu haben, streicheln Melissas Eltern ihr Baby in genau dieser Geschwindigkeit! Auch als Melissas Papa seine Frau nach der Geburt glücklich und stolz liebkoste, nutzte er genau diese optimale Geschwindigkeit beim Streicheln. Und diese Beobachtung trifft nicht nur auf Babys und den Geburtsvorgang zu, sondern auf alle Liebkosungen, die wir unseren Liebsten zukommen lassen. Instinktiv nutzen wir genau die Geschwindigkeit beim Streicheln, die die C-taktilen Fasern anregt.

Doch das ist noch nicht alles: Die gestreichelte Person empfindet Streicheleinheiten, die sich in diesem optimalen Bereich bewegen, als besonders angenehm. Es ist unklar, ob diese Vorliebe für bestimmte Streichelgeschwindigkeiten angeboren oder erlernt ist. Es könnte ja gut sein, dass wir unser Leben lang in dieser langsamen Art und Weise gestreichelt wurden und so gelernt haben, dass dies ein Signal ist, das uns Liebe und Sicherheit vermitteln soll. Doch die Vorliebe für langsames, sanftes Streicheln zeigt sich schon sehr früh und scheint universell zu sein, was dafür spricht, dass sie wenigstens zum Teil zu unserer biologischen Ausstattung gehört. Tatsächlich ist der Gedanke, jemand würde lieber ganz schnell gestreichelt werden, geradezu absurd. Das spiegelt sich auch in unserer Sprache wider: Das Wort «Streicheln» impliziert eine langsame Bewegung, eine schnellere würden wir als «Reiben» oder «Rubbeln» bezeichnen. Baby Melissa können wir nach ihren Vorlieben zwar schlecht fragen, aber einige Studien zeigen, dass Berührungen in den optimalen Geschwindigkeiten bei Babys eher zu einem Lächeln führen als rein passive Berührungen ohne Streicheln.

Ein weiterer Hinweis darauf, dass es sich tatsächlich um eine angeborene Vorliebe handelt, ist die sogenannte Softness-Illusion: das Gefühl, dass sich die Haut eines anderen Menschen weicher und zarter anfühlt als die eigene. Dies wurde in einem Experiment nachgewiesen, bei dem Teilnehmer entweder ihren eigenen Arm oder den einer anderen Person streichelten. Danach mussten sie bewerten, wie weich sich der Arm angefühlt hatte. Die Haut der anderen Person wurde genau dann als weicher empfunden, wenn auch die optimale Streichelgeschwindigkeit genutzt worden war und der Bewertende selbst die Kontrolle über die Streichelbewegung hatte. Wurde die Hand vom Experimentleiter geführt, empfanden Teilnehmer den fremden Arm als weniger weich. Allerdings nahmen an dieser Studie nur Frauen teil und es wurde lediglich die Innenseite des Unterarms gestreichelt. Ob derselbe Effekt eintritt, wenn eine Frau ihren eigenen Arm mit dem wahrscheinlich deutlich stärker behaarten Arm ihres männlichen Partners vergleicht, beantwortet die Studie nicht. Wer möchte, kann es ja selbst ausprobieren.

Wir haben als Erwachsene verschiedene Arten von Haaren, doch alle entspringen einem Haarfollikel, das von zahlreichen sensorischen Rezeptoren umgeben ist. So sind auch bei uns Erwachsenen die C-taktilen Fasern speziell in der behaarten Haut zu finden, nicht in Handflächen oder Fußsohlen. Auch wenn die meisten Babys bei der Geburt die Lanugohaare bereits verloren haben – die Haarfollikel entwickeln sich schon vor der Geburt und bleiben danach erhalten. Selbst in Körperregionen, die wir als unbehaart bezeichnen würden, beispielsweise im Gesicht, haben wir also Haarfollikel – und daher höchstwahrscheinlich auch C-taktile Fasern. Tatsächlich ist beinahe unser ganzer Körper mit winzig kleinen, durchsichtigen Haaren bedeckt (den «Vellus»-Haaren). Selbst wenn wir Haare mit Hilfe von chemischen Enthaarunsgprodukten entfernen, bleiben die Haarfollikel in der Haut davon verschont und können so weiterhin die Empfindung von Berührung vermitteln.

Frauen haben im Durchschnitt eine größere Dichte von Haarfollikel in der Haut. Das widerspricht unserer Intuition, hat aber damit zu tun, dass bei allen Babys gleich viele Haarfollikel vorhanden sind (zu denen später auch keine mehr hinzukommen). Wächst das Baby nun heran, verringert sich deren Dichte, weil die Haarfollikel jetzt über einen größeren Bereich verteilt sind. Und da Männer im Durchschnitt größer sind, ist die Menge von Haarfollikeln in einem Quadratzentimeter Haut bei ihnen geringer. In einem Experiment zeigte sich dann auch, dass Frauen das langsame Streicheln als angenehmer empfanden als Männer. Jedoch konnte kein direkter Zusammenhang zwischen der individuellen Haarfollikeldichte und der Bewertung des Streichelns nachgewiesen werden. Daher lässt sich auch nicht der eindeutige Rückschluss ziehen, dass die Menge an Haarfollikeln in unserer Haut beeinflusst, als wie angenehm wir eine Berührung empfinden. Es wäre aber auch zu simpel. Denn es spielen viele weitere Faktoren eine wichtige Rolle, beispielsweise unser kultureller Hintergrund, Rollenvorstellungen und natürlich auch unsere ganz persönliche Geschichte, so dass das physiologische Maß der Haarfollikeldichte kaum ausreicht, um zu verstehen, was eine Berührung angenehm macht. Auf all diese Einflussfaktoren komme ich in den folgenden Kapiteln zu sprechen.

Trotzdem lässt sich sagen, dass wir im Durchschnitt am liebsten mit drei Zentimetern pro Sekunde und 32 Grad Celsius gestreichelt werden. Streicheleinheiten, die gezielt die C-taktilen Fasern stimulieren, lösen ein besonderes Aktivierungsmuster im Gehirn aus. Dazu gehört der somatosensorische Kortex; er ist die primäre Region für die Verarbeitung aller Berührungs- und Tastsinnreize. Weiter findet sich eine Aktivierung der Insula, des posterioren parietalen Kortex und Teilen des temporalen Kortex – Regionen, die involviert sind in die Verarbeitung von sozialen Situationen und in die Repräsentation des eigenen Körpers. Auch der orbitofrontale Kortex wird aktiv, eine Region, die Reize als positiv oder negativ bewertet und einordnet.

Wenn Forscher den Arm eines Teilnehmers bürsten – in Experimenten wird mit dem Ziel der Standardisierung meist ein weicher Pinsel verwendet –, dann reizen sie natürlich stets auch die A-Fasern. Insofern ist es schwer zu sagen, welches Aktivierungsmuster im Gehirn mit welchem Rezeptorentyp zusammenhängt. Doch es gibt eine seltene, genetische Störung, bei der die Betroffenen keine A-Fasern entwickeln und lediglich die kleineren C-Fasern haben. Bei diesen Patienten wird der somatosensorische Kortex beim langsamen Bürsten des Armes nicht aktiviert, dafür eine andere Struktur: die Insula. Dies legt nahe, dass die C-taktilen Fasern ihre Informationen direkt zur Insula schicken, die sonst vor allem für die Verarbeitung von interozeptiven Reizen zuständig zu sein scheint, also für alle Wahrnehmungen, die vom Innern des Körpers kommen oder uns über unser aktuelles Wohlergehen informieren. Es wurde sogar schon vorgeschlagen, dass in der Insula der «Sitz des Bewusstseins» sei – doch dies ist eine zu weitgreifende Interpretation der tatsächlich vorhandenen Daten.

Doch zurück zu Melissas Lanugohaaren. Während Melissa noch in Mamas Gebärmutter umherschwamm, bewegten sich die Härchen im Fruchtwasser hin und her – so wie unsere Armhaare in der Badewanne, wenn wir den Arm durchs Wasser ziehen. Durch die vorgeburtliche Stimulation der Lanugohaare lernt Melissas Gehirn bereits, Berührung wahrzunehmen und zu verstehen. Selbst vor der Entwicklung dieser Härchen, schon ab der 6. Woche, reagiert ein menschlicher Embryo auf Berührungsreize – lange bevor die anderen Sinne sich zu entwickeln beginnen! Besonders beeindruckend ist auch die Beobachtung, dass Zwillinge sich gegenseitig im Mutterleib berühren, und zwar anscheinend gezielt, nicht unabsichtlich. Und auch das bereits ab der 14. Schwangerschaftswoche. Auch bei Frühchen belegen Beobachtungen, dass der taktile Sinn schon gut ausgebildet ist. So können Babys, die sechs oder sieben Wochen zu früh auf die Welt kommen, sich bereits an bestimmte Formen von Gegenständen erinnern. Da man Babys schlecht fragen kann, ob sie den Gegenstand, den sie in der Hand halten, kennen oder nicht, hat man sich eine andere Methode ausgedacht, um diesen Zusammenhang zu erforschen. So fand man heraus, dass die kleinen Gegenstände, die sie schon kennen, kürzer festhalten als neue Gegenstände. Sie schenken also neuen Berührungsreizen längere «taktile Aufmerksamkeit». Während die Babys ein neues Objekt für ungefähr eine Minute in der Hand hielten, ließen sie es nach zwölf Wiederholungen bereits nach wenigen Sekunden wieder los. Bekamen sie nun ein anders geformtes Objekt in die Hand gedrückt, hielten sie dieses wieder für ungefähr eine Minute fest. Durch dieses simple Experiment konnte gezeigt werden, dass das Gehirn bereits im letzten Monat der Embryonalentwicklung dazu in der Lage ist, mit Hilfe des Tastsinns Formen zu erkennen und sich an diese zu erinnern. Schon vor der Geburt hat es reichlich Zeit, die Verarbeitung von Berührungsreizen zu trainieren. Das ist zugleich eine gute Erklärung dafür, warum der Berührungssinn bereits beim Neugeborenen so weit entwickelt ist und eine derart wichtige Rolle spielt.

Die Folgen dieser einfachen Überlegung sind weitreichend. Denn durch die Berührungsreize, die ihre Lanugohaare wahrnehmen, kann die kleine Melissa bereits lernen, wo ihr Körper beginnt und endet. So werden bereits vor der Geburt die ersten Grundsteine gelegt für ihre spätere Entwicklung des Konzepts ihres «Selbst» – der Idee davon, wer sie ist und wer die anderen sind, wo ihr Körper sich befindet und wo die Welt um sie herum beginnt. All dies ist unvorstellbar wichtig: Die Fähigkeit eines Menschen, zwischen sich selbst und anderen zu unterscheiden, ist elementar für die erfolgreiche Interaktion mit anderen Menschen, aber auch für Mitgefühl und Empathie.

Denken wir dies einmal weiter. Was, wenn die Härchen nicht vorhanden wären oder die C-taktilen Fasern nicht richtig funktionieren würden? Oder wenn ein Kind zu früh geboren wird und nicht mehr dem konstanten Druck des Fruchtwassers ausgesetzt ist? Wenn Melissa diese frühen Informationen über ihren Körper und seine Grenzen fehlen, läuft sie Gefahr, später Verhaltensauffälligkeiten zu zeigen. Einige Forscher schlagen vor, dass Probleme in der Verarbeitung von Berührung mit den sozialen Einschränkungen von Autisten in Zusammenhang stehen. Auch psychische Erkrankungen wie Magersucht und Schizophrenie werden damit in Zusammenhang gebracht. Hierauf werde ich später näher eingehen. Gerade für Frühchen scheinen sich hier Probleme zu ergeben: Zu früh geborene Kinder haben im Durchschnitt ein erhöhtes Risiko für Entwicklungsstörungen. Dazu gehören schlechtere Koordination, langsameres Sprechenlernen und ein Risiko für Autismus, eine Störung, die wiederum mit Hypersensibilität für Berührungsreize einhergeht.

Natürlich ist es großartig, wie gut Frühchen heute versorgt werden und wie stark sich ihre Überlebenschancen verbessert haben. Doch anscheinend könnten wir es noch besser machen. Es gibt bereits erste Versuche zur Entwicklung einer künstlichen Gebärmutter, um den Kindern ein Umfeld zu bieten, das dem im Mutterleib noch näher kommt. Doch bis dahin ist es noch ein langer Weg. Zurzeit ist das Beste, was wir für die Entwicklung von Frühchen tun können, sie so viel und so gut wie möglich mit Körperkontakt zu versorgen. Hierfür empfiehlt sich das Tragen eng am Körper einer Betreuungsperson («Kangoroo Care»), doch aufgrund der notwendigen medizinischen Versorgung ist dies nicht immer möglich. Auch Massagen haben einen nachweisbar positiven Effekt. So fand eine Studie, dass Frühchen, die regelmäßige Massagen für lediglich zehn Minuten am Tag erhielten, mit zwölf Monaten bessere kognitive Leistungen zeigten als die Vergleichsgruppe, die nicht diese gezielte körperliche Stimulation erfahren hatte. Da in dieser Studie die Mütter ihre Babys massierten, kann es gut sein, dass dieser Effekt nicht bloß durch die tatsächlichen, physikalischen Berührungsreize beim Baby hervorgerufen wurde. Möglicherweise hatte der regelmäßige Körperkontakt auch einen positiven und lang anhaltenden Effekt auf die Mütter, so dass diese Babys zu Hause dann in einer liebevolleren und fördernden Atmosphäre aufwuchsen. Ob nun eine Unterstützung der Hirnentwicklung oder eine bessere Beziehung zu Mama, was auch immer die Ursache war, das Ergebnis ist eindeutig: Die Frühchen profitierten vom regelmäßigen Körperkontakt.

Die Beweislage ist eindeutig: Die Berührung durch ihre Bezugspersonen ist für die normale Entwicklung von Melissa von enormer Wichtigkeit, ja tatsächlich überlebenswichtig. Körperliche Nähe vermittelt Melissa Sicherheit, trägt zu einer besseren kognitiven Entwicklung bei und macht sie widerstandfähiger gegenüber Stress. Kinder, die viel Körperkontakt erfahren, profitieren noch ein ganzes Jahrzehnt später davon. Wer sein Kind also schon früh fördern möchte, sollte nicht auf all diejenigen hören, die Kuscheln, langes Stillen und Familienbett als «Verwöhnen» bezeichnen und mit Schlaf-Lern-Programmen und ruhigen Nächten werben. Vielleicht macht es das erste Jahr anstrengender, doch die Investition in die Zukunft des Kindes sollte dies wieder wettmachen. Meine beiden Kinder habe ich so lange gestillt, wie sie wollten. Und sie durften so lange in unserem Elternbett schlafen, wie sie wollten. In meiner Erfahrung war das gar nicht besonders anstrengend, denn wenn das Baby nachts aufwachte, konnte ich im Liegen stillen, so dass wir beide wieder einschlafen konnten. So bekam ich deutlich mehr Schaf, als wenn ich das Kind immer wieder in sein Bettchen zurückgebracht hätte. Und die Investition macht sich früh bemerkbar: Beide Kinder sind ausgesprochen ruhige und entspannte Zeitgenossen, die nun ohne irgendwelche Schwierigkeiten oder Diskussionen ins Bett gehen und problemlos durchschlafen.

# 2.
# Trost, Spinnen und Mitgefühl

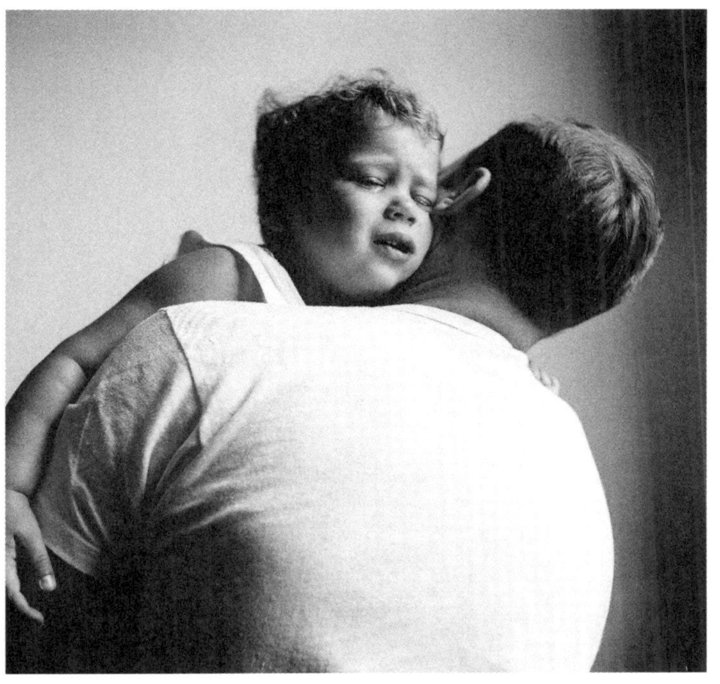

Paul ist fast drei Jahre alt und kann schon sehr schnell rennen. Paul rennt im Kreis um den Sandkasten und dreht sich triumphierend um, um zu sehen, ob Papa auch zusieht. Doch das Rennen und das Umdrehen vertragen sich nicht. Und schon liegt Paul flach auf dem Boden und beginnt sofort ein großes Geschrei. Sein Papa ist gleich zur Stelle, er hebt Paul hoch, er umarmt Paul, er streichelt ihm den Kopf und das Knie, das ein paar Kratzer abbekommen hat. Kaum hat Papa ihn ein wenig liebkost, beruhigt sich Paul schon wieder, denn so schlimm ist es eigentlich nicht gewesen. Die Umarmung und Liebkosung helfen Paul, sich zu beruhigen. Würde sein Papa ihm nur von Weitem einige tröstende Worte zurufen, würde dies nicht ausreichen, Paul würde wesentlich länger weinen.

## Ich und die anderen

Genauso wie Babys brauchen Kleinkinder liebevolle körperliche Zuwendung. Berichte über Kinder, die in Waisenhäusern aufwuchsen, in denen ihre Grundbedürfnisse zwar versorgt wurden, sie aber nicht die nötige Zuwendung erhielten, belegen die Wichtigkeit von körperlichem Kontakt und liebevoller Interaktion. Die Waisenkinder entwickelten sich langsamer, und das in allen möglichen Bereichen: in ihrer motorischen Entwicklung, in ihrem Sozialverhalten und in ihrer kognitiven Leistungsfähigkeit. Noch im Erwachsenenalter war ihre kognitive Leistungsfähigkeit verringert und ihre Fähigkeit zur Interaktion mit anderen Menschen eingeschränkt. Diese Folgen lassen sich natürlich nicht ausschließlich auf einen Mangel an Berührungen und an körperlicher Zuwendung zurückführen;

sie stehen vielmehr in Zusammenhang mit einer zu geringen Stimulation aller Sinne. Das kindliche Gehirn braucht die Stimulation aller Sinneskanäle, um zu lernen, mit diesen Informationen richtig umzugehen. Und wie wir bereits gesehen haben, spielt gerade in den ersten Jahren, in denen die Sprache noch nicht voll entwickelt ist, die körperliche Interaktion eine zentrale Rolle.

Es ist naheliegend, dass liebevolle Berührungen einem Kind in erster Linie das Gefühl geben, geliebt und beschützt zu werden. Etwa wenn Papa Paul tröstet, nachdem er hingefallen ist. Doch neben diesen Funktionen hat die zwischenmenschliche Berührung noch weitere wichtige Konsequenzen für die normale Entwicklung von Paul. Ein gesundes Sozialverhalten beruht auf vielen Fähigkeiten, die Paul in der frühen Kindheit erlernen muss. Denn einfach ist es nicht, sich mit diesen hochkomplexen Lebewesen, den anderen Menschen, auseinanderzusetzen. Schließlich müssen wir Vorhersagen darüber treffen, was diese anderen Menschen für Absichten, Pläne und Wünsche hegen. Als erwachsener Mensch haben wir uns darin schon lange eingeübt, und es geschieht oft unbewusst. Diese Einschätzung der Verhaltensweisen eines anderen Menschen beinhaltet nicht nur zu erraten, was sich der Partner zu Weihnachten wünscht oder ob der Arbeitskollege einen aushorchen möchte, sondern auch so alltägliche Momente, wie sich einen Weg durch eine überfüllte U-Bahn-Station zu suchen. Um Zusammenstöße zu vermeiden, muss das Gehirn ständig vorausberechnen, in welche Richtung all die anderen Menschen gehen wollen. Dabei beruft es sich nicht bloß auf die Einschätzung, dass alle geradeaus gehen, sondern sieht die anderen Menschen als soziale Individuen an, die ebenfalls planen und vorausschauen.

Um überhaupt so weit zu kommen, muss das Gehirn eine äußerst wichtige, vielleicht die grundlegendste Fähigkeit entwickeln: die Unterscheidung zwischen sich selbst und den anderen. Nur, wenn Paul gelernt hat, dass er eine eigenständige Person ist und dass andere Menschen von diesem Selbst unabhängig sind, kann er sich überhaupt in einem sozialen Kontext orientieren. Dass zärtliche, soziale Berührungen dabei eine wichtige Rolle spielen, beschrieb schon 1900 Sir Charles Sherrington, als er die Wahrnehmungen, die dem Inneren unseres Körpers entspringen, als die Grundlage für das «materielle Selbst» bezeichnete. Auch der Philosoph Edmund Husserl, der Begründer der Phänomenologie, beschreibt den Zusammenhang zwischen Berührungen und dem Selbst. Beim Spüren von Druck, Wärme oder Kälte beispielsweise nehmen wir nicht nur Gegenstände und Oberflächentemperaturen wahr, sondern spüren «uns selbst als Leib» – und uns selbst in Bezug zu diesen Dingen. Ob wir etwas als warm oder kalt empfinden, hängt auch von unserer eigenen Körpertemperatur und unserem inneren Zustand ab (so frieren wir eher, wenn wir müde sind). Wir lernen durch diese Empfindungen nicht nur, wo wir uns im Raum befinden, sondern auch in welchem Verhältnis zu den uns umgebenden Dingen oder Lebewesen. Dieses Selbst-Spüren in der Interaktion mit der Außenwelt nennt Husserl «leibliche Selbstgegebenheit».

## Das körperliche Selbst

Der kleine Paul lernt nicht in einem klar abgrenzbaren Entwicklungsschritt, wer er selbst ist – was auch daran liegt, dass das Konzept des Selbsts so vielschichtig ist. Da ist einmal das körperliche Selbst: Paul muss verstehen, dass er einen Körper mit Grenzen hat, dass er diesen Körper spürt und dass er mit diesem Körper seine Umgebung wahrnehmen kann. Das Verständnis hierfür beginnt bereits im Mutterleib, wie schon beschrieben, höchstwahrscheinlich durch die Unterstützung der Lanugohaare und des umgebenden Fruchtwassers. Doch diese Entwicklung ist bei der Geburt noch lange nicht abgeschlossen. Vielmehr sind die ersten Eindrücke des eigenen Körpers noch recht diffus und sensorische Reize lassen sich nicht genau lokalisieren. Die Volksweisheit vermutet, dass das Baby sich in einer Art Einheit mit der Mutter wahrnimmt. Das langsam auftauchende Bewusstsein darüber, ein eigenständiger Mensch zu sein, kann befreiende, aber auch erschreckende Aspekte haben. So wird das Fremdeln, das bei den meisten Babys um den achten Monat herum zu beobachten ist, als eine Folge dieser Entwicklung gedeutet. Das Kind beginnt zu verstehen, dass es ein von der Mutter und dem Vater unabhängiger Mensch ist, daher erschrickt es, wenn es von den Eltern getrennt wird. Auch die sogenannte Trotzphase im Alter von zwei oder drei Jahren ist ein weiteres Entdecken des Selbst, der Eigenständigkeit und des Willens. Trotzdem zieht sich, wie die meisten von uns aus eigener Erfahrung bestätigen können, ein enges Verbundenheitsgefühl zu den Eltern oder der nahen Familie durch die gesamte Kindheit. Erst mit der Pubertät findet die große Ablösung statt. Diese Entwicklung spiegelt sich auch in der körperlichen Beziehung zu den Eltern wider. Während der Körperkontakt mit den Eltern für Babys und Kleinkinder nicht nur essenziell wichtig, sondern auch ganz selbstverständlich ist, beginnen Schulkinder langsam, diesen Kontakt zu verringern. In der Pubertät kommt es dann oft zu einer besonders starken körperlichen Abgrenzung, zu einer Zeit, in der Kinder besonders ungern von den eigenen Eltern berührt werden.

Dieses Körper-Selbst ist auch im Erwachsenenalter noch plastisch, das heißt, es kann sich nach wie vor an neue Erfahrungen anpassen. Ein amüsantes Experiment, das man zu zweit auch leicht zu Hause ausprobieren kann, verdeutlicht dies: die sogenannte Gummihand-Illusion. Hierbei wird eine Hand verdeckt, stattdessen befindet sich eine Gummihand im Blickfeld der Versuchsperson (für das Experiment zu Hause einfach einen aufgeblasenen Plastikhandschuh benutzen). Nun streichelt der Versuchsleiter gleichzeitig die Finger der verdeckten Hand der Versuchsperson und die des sichtbaren Gummiarmes. Dabei ist es wichtig, dass dieses Streicheln möglichst synchron stattfindet. Das Gehirn integriert nun das Gefühl des Gestreicheltwerdens mit dem, was es sieht: dass da eine Gummihand gestreichelt wird. Und nach einer Weile (meist nach ein paar Minuten) hat die Versuchsperson das Gefühl, das Streicheln tatsächlich *in* der Gummihand zu spüren. Nicht jeder ist gleich empfänglich für solche Illusionen: Bei einigen Menschen stellt sich die Gummihand-Illusion gar nicht ein, bei anderen reicht sogar das synchrone Streicheln eines Holzblocks oder gar des Tisches, an dem sie sitzen, aus, um die Illusion hervorzurufen. Statt diese Empfindung als eine Illusion oder Täuschung zu bezeichnen, könnte man sie auch einfach so interpretieren, dass das Körper-Selbst sich innerhalb von Minuten an neue Sinneseindrücke anpassen kann.

Eigentlich machen wir alle diese Erfahrung immer wieder in unserem täglichen Leben. Wer regelmäßig ein bestimmtes Auto fährt, entwickelt ein körperliches Gefühl für die Form und die Grenzen dieses Autos. Künstler und Handwerker empfinden ihre Werkzeuge oft als eine Verlängerung des eigenen Körpers, ebenso wie Musiker ihre Instrumente. Besonders beeindruckend ist auch, wie das Gehirn dazu in der Lage ist, Prothesen ins eigene Körperbild mit einzubeziehen. Allerdings leiden Menschen, die Körperteile verloren haben, häufig an Phantomschmerzen: Schmerzen in dem Körperteil, das nicht mehr da ist. Insofern hat die Flexibilität unseres Gehirns in Bezug auf das Körper-Selbst auch Grenzen und scheint sich nicht ohne Probleme an alle neuen Gegebenheiten anzupassen.

## Das aktive und das passive Ich

Neben dem Körper-Selbst gibt es das «aktive Ich» (das «Ich als Subjekt»): Der kleine Paul hat bereits als Baby gelernt, dass er etwas tun kann, dass er Dinge in der Außenwelt berühren und bewegen kann, also dass seine Handlungen eine Konsequenz haben. Dieses Verständnis entwickelt sich ungefähr im Alter von zwei bis vier Monaten, wenn Babys eine bessere Kontrolle über ihre Bewegungen erlangt haben und diese nun auf Dinge richten können, indem sie beispielsweise die Figuren eines Mobiles anschubsen. Gleichzeitig taucht das «Ich als Objekt» auf: Paul muss verstehen lernen, dass die Bewegungen und Aktionen der Menschen und Dinge um ihn herum einen Effekt auf ihn haben können.

Diese beiden Konzepte sind eng miteinander verknüpft und werden einmal mehr zuallererst durch den Tastsinn erfahren. So muss Pauls Gehirn in der Lage sein zu unterscheiden, ob eine Wahrnehmung – sagen wir eine Berührung am Arm – durch Paul selbst ausgelöst wurde oder von seinem Papa kommt. Diese Unterscheidung ist von enormer Wichtigkeit, schließlich berühren wir uns ständig selbst, meist unbewusst und ohne dass es eine besondere Bedeutung hat. Wenn jedoch der Papa Pauls Arm berührt, kann dies ein Signal für Paul sein, das ihn auf irgendetwas aufmerksam machen soll. Die Berührung von Pauls Arm löst ein Signal aus, das seine Nerven dann weiter ins Rückenmark und von dort ins Gehirn, genauer gesagt in den somatosensorischen Kortex senden. Der somatosensorische Kortex ist für die erste Verarbeitung von Berührungen zuständig. Ob nun Pauls rechte Hand seinen eigenen linken Arm berührt oder ob Papa Pauls linken Arm berührt – das Signal, das der linke Arm erhält und weitersendet, ist genau dasselbe. Woher weiß aber das Gehirn, ob es diesem Signal Aufmerksamkeit schenken soll oder nicht? Wie kann das Gehirn eine selbsterzeugte Berührung erkennen? Neurobiologen erklären dies folgendermaßen: Wenn Paul seine rechte Hand bewegt, entsteht im Gehirn eine Vorhersage für die Konsequenzen der Bewegung (die sogenannte Efferenz-Kopie). Das Gehirn weiß, was es zu erwarten hat, wenn mit der rechten Hand der linke Arm berührt wird. Das Signal, das dann von der tatsächlichen Berührung herrührt, wird vorhergesagt und bekommt keine allzu große Bedeutung zugeschrieben. Man nennt dieses Phänomen «sensorische Abschwächung»; es existiert nicht nur für selbsterzeugte Berührungsempfindungen, sondern ebenso für die anderen Sinne.

Das Gehirn trifft ständig Vorhersagen über die Folgen seiner eigenen Aktionen. Das kennt jeder aus eigener Erfahrung; nur ist es für uns so selbstverständlich, dass wir es gar nicht bemerken. Beispielsweise nehmen wir unsere Augenbewegungen nicht wahr. Ebenso hören wir unsere eigene Stimme nicht so wie die Stimme anderer Menschen, und wenn doch, etwa durch ein Echo oder ein Mikrofon, empfinden wir dies als äußerst befremdlich. Dieses Phänomen lässt sich auch neurobiologisch nachweisen. So wird eine stärkere Gehirnaktivität gemessen, wenn Versuchspersonen passiv einen Ton hören oder ein Licht sehen, als wenn sie durch Knopfdruck denselben Ton oder dasselbe Licht hervorrufen. Meine eigenen Studien zeigen, dass sich die Hirnaktivität unterscheidet, je nachdem, ob mein Arm von einem anderen gestreichelt wird oder ich selbst ihn streichele, und das, obwohl der physikalische Stimulus, also das Streicheln, genau der gleiche ist.

Dieses kleine Beispiel zeigt, wie viel Pauls Gehirn in den ersten Jahren zu erlernen hat. Es muss nicht nur ein Verständnis dafür entwickeln, dass er aktiv seine Umwelt manipulieren und verändern kann und dass wiederum Aktivitäten dieser Umwelt und der Mitmenschen zu bestimmten sensorischen Wahrnehmungen führen. Es muss auch einen Zusammenhang herstellen zwischen den eigenen Bewegungen und den damit verbundenen körperlichen Wahrnehmungen. Das ist kein einmaliger Lernvorgang. Vielmehr muss das kindliche Gehirn die Vorhersagen über die eigenen Aktionen und deren Konsequenzen immer wieder erneuern. Am deutlichsten zeigt sich das, wenn ein Kleinkind oder auch ein Jugendlicher einen starken Wachstumsschub hatte und plötzlich überall anstößt: Die alten Vorhersagen über die Folgen einer Bewegung stimmen auf einmal nicht mehr und müssen für die neue Körpergröße neu erlernt werden.

## Das soziale Selbst

Der nächste Schritt zum funktionierenden Sozialverhalten ist die Entwicklung eines komplexeren sozialen Selbst. Paul muss verstehen, dass diese anderen Menschen ebenso Absichten, Gedanken und Gefühle haben wie er selbst. Diese Form des Selbst mag die wichtigste und auch komplizierteste sein. Wer wir sind, definieren wir immer sehr stark in Bezug auf andere. Die Entstehung dieses Aspekts des Selbsts hat besonders viel mit zwischenmenschlichem Kontakt und Berührungen zu tun – und auch mit deren Ausbleiben. Das Baby spürt ein körperliches Verlangen, es vermisst Mutter oder Vater. Es möchte nicht nur gehalten werden, nun ist auch wichtig, von wem es gehalten wird. Der Kontext der Berührung, in diesem Fall die Frage nach der berührenden Person, beeinflusst, wie das Kind die Berührung wahrnimmt. Nicht mehr jede Körperwärme, jedes Streicheln ist angenehm, plötzlich sind Liebkosungen unangenehm, wenn sie nicht von direkten Bezugspersonen kommen, auch wenn diese Berührungen selbst sich nicht anders oder zumindest nicht unangenehm anfühlen. Diese Modulation der Wahrnehmung und Verarbeitung eines positiven, taktilen Reizes wie des Streichelns hält sich auch im Erwachsenenalter, wie wir in den kommenden Kapiteln noch sehen werden. Es handelt sich also nicht um eine bloße Entwicklungsphase.

Mit einem Jahr praktizieren Kinder die geteilte Aufmerksamkeit. Das bedeutet, dass sie einer Bezugsperson in die Augen sehen und dann gemeinsam mit der Bezugsperson – deren Blick folgend – ihre Aufmerksamkeit auf ein Objekt richten können. Zwischen eineinhalb und zwei Jahren beginnen Kinder, klar ihr eigenes Spiegelbild zu erkennen. In diesem Alter haben sie bereits eine Idee davon, was sie von diesem Spiegelbild erwarten. Das zeigt der Rote-Punkt-Test: Wird einem Kleinkind in diesem Alter ein roter Fleck ins Gesicht gemalt, versucht es diesen an sich, nicht am Spiegelbild, zu befühlen oder wegzuwischen. Im Alter von zwei Jahren zeigen Kinder Verhaltensweisen und Emotionen, die eine gewisse Sorge darüber widerspiegeln, wie andere sie wahrnehmen: Scham, Schuld, Verlegenheit. In dieses Alter fällt die Trotzphase – eine Zeit der Selbstbehauptung und der Entdeckung des eigenen Willens.

Eine besonders wichtige Fähigkeit, die ein Kleinkind erlernen muss, um in sozialen Situationen angemessen zu reagieren, ist das Erkennen des emotionalen Zustandes des Gegenübers. Dazu gehört als Erstes, zu verstehen, dass andere Menschen auch Gefühle haben. Durch Berührungen vermitteln Eltern ihren Kindern ihre eigenen Emotionen vom ersten Tag an und lösen womöglich die gleichen Emotionen im Kind aus.

Die alltägliche Kommunikation integriert immer alle Sinneseindrücke. Wir nutzen viele verschiedene Kanäle, um nicht nur Worte, sondern auch Emotionen zu kommunizieren. Wir hören den anderen sprechen, wir hören dabei nicht nur den Inhalt des Gesagten, sondern auch die Tonlage. Wir sehen die Mimik und

Gestik unseres Gegenübers. Und dann kommen häufig noch Berührungen hinzu. Wie viel können Berührungen zur Übermittlung von Emotionen beitragen? Dieser Frage widmet sich eine spannende Studie, bei der zwei Fremde sich bestimmte Gefühle nur durch ein Berühren der Hände und Arme vermitteln sollten. Die beiden Teilnehmer waren durch einen Sichtschutz getrennt und durften nicht miteinander sprechen. Einer der Teilnehmer war der «Sender» einer bestimmten Emotion, die der andere dann erkennen sollte. Insgesamt waren die Versuchsteilnehmer überraschend erfolgreich, zumindest für einige Emotionen: Wut, Angst, Ekel, Liebe, Dankbarkeit und Mitgefühl wurden erkannt. Deutlich schwerer zu erkennen waren Neid, Stolz, Glück, Überraschung, Scham und Traurigkeit. Wir können also zumindest einige Emotionen durch einfache Berührungen – in diesem Versuchsaufbau konnten lediglich der Arm und die Hand des anderen Teilnehmers berührt werden – übermitteln. Dies bedeutet nicht, dass die taktile Vermittlung der anderen, komplexeren Gefühlslagen gar nicht möglich ist. Sobald der ganze Körper zum Einsatz kommt, ergeben sich schließlich deutlich mehr Möglichkeiten, allerdings vermischen sich diese dann schnell mit den anderen Sinnen.

Wie kann der kleine Paul nun lernen, dass sein Gegenüber Gedanken, Gefühle, Wünsche und Pläne hat? Paul nimmt seinem großen Bruder Tom ein Buch weg, das Tom gerade angeschaut hat. Tom fängt an zu weinen, da weint Paul gleich mit, obwohl er ja der Auslöser war. Als Papa Paul fragt, warum er weint, zeigt Paul auf Tom und sagt «Tom weint». Weint er, weil er Angst davor hat, Ärger zu bekommen? Oder weint er, weil ihn das laute Geräusch, das sein Bruder da macht, stört? Oder weint er womöglich, weil sein Bruder traurig ist? Wahrscheinlich weiß Paul es selbst nicht genau. Der kleine Paul kann die Gefühle seines Bruders von seinen eigenen nur schwer trennen. Ein Kleinkind, das noch nicht in der Lage ist, sich innerlich von seiner Umwelt und anderen, geliebten Mitmenschen abzugrenzen, spiegelt häufig deren Emotionen wider. Dies bietet eine wundervolle Möglichkeit zum Erlernen von Empathie. Denn Empathie ist eben genau das: Mit-Gefühl. Die Fähigkeit zur Empathie beruht darauf, sich in einen anderen Menschen einzufühlen und auf diesem Wege zu verstehen, was er oder sie empfindet. Es liegt nahe, dass sich diese Fähigkeit evolutionär auf der Basis eines leiblichen Mit-Gefühls entwickelt hat. Erst später dann wurde die komplexere und uneindeutigere Welt der Emotionen und Stimmungen mit einbezogen. Ähnlich mag es sich mit der Entwicklung von Empathie beim Kleinkind verhalten.

Evolutionär gesehen ist Empathie von großem Vorteil für in der Gruppe lebende Tiere. Empathie kann komplizierte Kommunikationsstrategien ersetzen und ermöglicht so eine schnellere Reaktion auf lauernde Gefahren. Entdeckt beispielsweise ein Wildpferd ein verstecktes Raubtier und erschrickt, dann bewahrt es die gesamte Herde vor einem schlimmen Schicksal, wenn die anderen Pferde «mit-erschrecken». So kann die Herde schneller auf Bedrohungen reagieren, als wenn das eine Pferd den anderen auf komplizierte Weise mitteilen müsste, dass sich da ein Raubtier im hohen Gras versteckt hat. Natürlich ist es noch ein weiter Weg von diesem simplen Spiegeln einer Verhaltensweise zu komplexen Empathiegefühlen, die wir Menschen bisweilen haben, doch vermutlich liegt in solchen Herden-Verhaltensweisen der Ursprung – und der Grund – für unsere Fähigkeit zum Mitgefühl.

Um in unserer komplizierten Welt effektiv zu reagieren, muss der kleine Paul ein emotionales Gleichgewicht erlernen. Ein gewisses Maß an Empathie und Mitfühlen ist gut und wird ihn zu einem fürsorglichen und liebevollen Erwachsenen machen. Zu viel davon jedoch wird einen gegenteiligen Effekt haben: Wenn Paul intensiv mitleidet, wenn ein anderes Kind sich wehtut, dann hat er selbst keine Kapazitäten, das andere Kind zu trösten. Leidet er zu sehr mit, wenn er andere Menschen in schlimmen Situationen sieht, dann wird er diese Situationen möglicherweise meiden, statt zu helfen. Dazu ist ein gewisses Maß an emotionaler Distanz notwendig.

Kleinkinder lernen schnell die angebrachten Reaktionen, wenn jemand anders sich wehgetan hat: streicheln, umarmen und «Wieder gut?» fragen. Berührungen sind wichtig, um in der Lage zu sein, Mitgefühl mit anderen zu empfinden, aber vor allem auch dazu, dieses Mitgefühl auszudrücken. Man kann den kleinen Kindern eine gewisse Erleichterung ansehen, wenn sie diese neue Verhaltensweise, das Trösten, erlernt haben. Denn jetzt wissen sie auf einmal, wie sie reagieren können, wenn jemand weint. Und so manches Kleinkind kann gar nicht mehr aufhören, zu streicheln und zu umarmen, so dass es sogar der getrösteten Person zu viel werden kann. Dies zeigt: Nicht nur derjenige, der getröstet wird, profitiert von der Interaktion, sondern auch der, der Trost spendet. Das kennen wir Erwachsenen ebenfalls gut: Man fühlt sich besser, wenn man etwas tun kann, statt passiv zuzusehen. Der Umstand, dass wir nicht gleich aufspringen und für eine Umarmung herbeieilen, wenn wir jemanden im Bus weinen sehen, hat mit unseren kulturellen Spielregeln zu tun. Darauf kommen wir später noch einmal im Detail zu sprechen.

Zurück zu Paul. Er kann durch Berührungen nicht nur Mitgefühl erlernen, sondern auch eine Vielzahl anderer Verhaltensweisen. Wenn Pauls Mama vor einer Spinne erschrickt, erschreckt der kleine Paul sich auch. Dafür braucht es gar kein theatralisches Geschrei. Es reicht schon, dass der kleine Paul auf Mamas Schoss sitzt, wenn eine dicke Spinne angekrabbelt kommt. Dann spürt Paul, wie sich der Körper seiner Mama anspannt oder sie zusammenzuckt, und diese Anspannung überträgt sich auf Paul. Diese sogenannte soziale Ansteckung lässt sich auch in Gruppen von Kindern beobachten. Ich kann mich noch gut erinnern, dass ich selbst eigentlich keine Angst vor Spinnen hatte, doch wenn meine Freundinnen schreiend vor einem solchen Krabbeltier wegrannten, dann machte ich da eben mit. Es handelte sich jedoch nicht um eine kalkulierte Verhaltensweise – «Wenn ich hier mitspielen möchte, mache ich am besten, was die anderen machen» –, es war vielmehr ein tatsächliches Empfinden dieser Angst der anderen. Plötzlich schlug auch mein Herz schneller und ich wollte weglaufen, obwohl mich Spinnen vorher nie gestört hatten. Das Erschrecken selbst war ansteckend.

Man könnte dies leicht mit der negativen Bemerkung «Gruppenzwang» abtun. Doch soziale Ansteckung ist eigentlich ein vorteilhafter Mechanismus für Herdentiere. Ähnlich wie im Beispiel der fliehenden Wildpferde ermöglicht ein solches Gruppenverhalten den jüngsten Mitgliedern, schnell und einfach Wissen darüber zu erlangen, welche Dinge und Situationen gefährlich sein könnten. Das ist ein überlebenswichtiger und evolutionär gesehen höchst sinnvoller Mechanismus, auch in unserer modernen Welt. Angst vor Spinnen müssten wir vielleicht in unserem Teil der Welt nicht lernen, aber wenn Mama die Hand ihres Sohnes fest drückt und schnell und tief einatmet, wenn Paul auf die Straße rennen möchte, dann lernt der Kleine, Respekt vor fahrenden Autos zu haben. Die Reaktion seiner Mutter ist ganz natürlich, man könnte sagen instinktiv, und Paul versteht sie auch ohne Erklärung. Mamas Berührung genügt. Dieses Zusammenspiel von Berührung durch die Mutter und Verhalten des Kleinkindes lässt sich sogar experimentell nachweisen. In einer Studie wurden einjährigen Kindern unbekannte Gegenstände gezeigt. Das jeweilige Kind saß auf dem Schoß der Mutter, die dann auf zwei verschiedene Arten reagierte: Entweder sie hielt das Kind fester und atmete hastig ein, oder sie lockerte ihren Griff um den Bauch des Kindes und atmete entspannt. Wurden nun den Kindern Gegenstände zum Spielen angeboten, griffen sie zögerlicher und unwilliger zu, wenn die Mutter vorher durch ihre Berührung ein Erschrecken oder mögliche Gefahr vermittelt hatte. Hielt sie ihre Hände entspannt, nahmen die Kinder den Gegenstand hingegen gerne an.

Für ein Kleinkind ist die Berührung anderer Menschen ein wesentlicher Faktor in ihrer normalen Entwicklung und eröffnet zahlreiche Möglichkeiten, etwas über sich selbst und die Mitmenschen zu lernen. Und auch für die Eltern gibt es einen wunderbaren Anreiz, ihr Kind mehr zu berühren: Kinder, die positiv berührt werden, das heißt beispielsweise gestreichelt oder umarmt, weinen weniger. Kitzeln oder Pieksen hat übrigens nicht diesen Effekt, es muss sich um eine Liebkosung handeln. Auch bei unangenehmen Untersuchungen beim Kinderarzt, zum Beispiel beim Impfen, hilft der enge Körperkontakt dem Kind, den Vorgang als weniger stressig und weniger schmerzhaft zu empfinden, was sich in einer geringen Herzschlagfrequenz und weniger Weinen äußert. Eine Motivation für alle Eltern, ihre Kleinkinder mehr zu umarmen!

# 3.
# Berührungen im Alltag

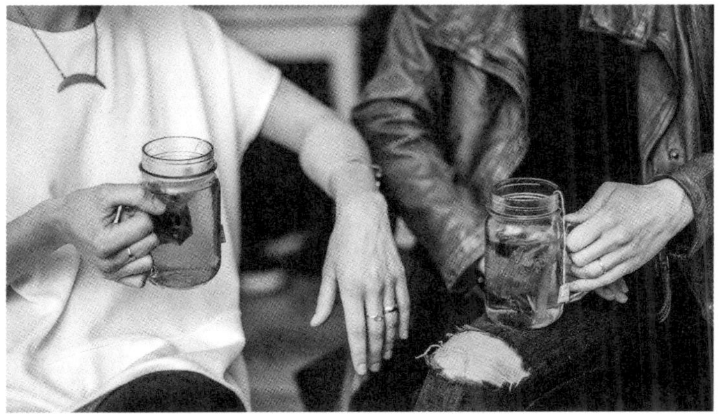

Leon sitzt im Café, liest ein Buch und trinkt seinen Kaffee. Die Kellnerin kommt vorbei, um nachzusehen, ob er noch etwas wünscht. Leon wirkt in sein Buch vertieft, sie möchte ihn nicht abrupt unterbrechen, gar erschrecken und berührt ihn daher ganz kurz und sachte an der Schulter. Leon blickt auf, sie fragt, ob er noch etwas möchte, er verneint, bedankt sich für die Nachfrage und liest weiter. Eine ganz normale Interaktion, die weder Leon noch die Kellnerin noch irgendein anderer Gast im Café als etwas Besonderes ansehen würde. Flüchtigen Berührungen im Alltag schenken wir meist so wenig Aufmerksamkeit, dass wir sie binnen Sekunden schon wieder vergessen. Wenig später möchte Leon bezahlen. Die Kellnerin bringt die Rechnung und er gibt ihr ein großzügiges Trinkgeld. Warum auch nicht, er hat sich ja gut bedient gefühlt.

## Der Midas-Effekt

Dass die kurze Berührung seiner Schulter irgendetwas mit seiner Trinkgeld-Entscheidung zu tun haben könnte, auf die Idee würde Leon wohl kaum kommen. Er hat die Interaktion mit der Kellnerin kaum bewusst wahrgenommen, zumindest jedoch nicht als irgendwie relevant eingestuft. Doch tatsächlich gibt es einen nachweisbaren Zusammenhang zwischen kleinen, unauffälligen Berührungen und späteren Verhaltensweisen. Es gibt in der psychologischen Forschung sogar einen Namen dafür: Midas-Effekt. Midas ist in der griechischen Mythologie ein gieriger König, der von einem Gott den Wunsch erfüllt bekommt, dass alles, was er berührt, zu Gold werde. Das stellt sich als ein recht dummer Wunsch heraus, der arme König kann weder essen noch trinken und keine anderen Menschen mehr anfassen, alles wird zu Gold. Am Ende wird er von der Gabe – beziehungsweise dem Fluch – wieder befreit. Im Falle der Kellnerin scheint es allerdings kein Fluch, sondern tatsächlich ein handfester Tipp für mehr Trinkgeld zu sein.

Bereits in den siebziger Jahren fand eine Studie, dass genau das zutrifft, was wir soeben über Leon gelernt haben: Wenn eine Kellnerin einen Gast kurz an der Schulter oder der Hand berührt, bekommt sie mehr Trinkgeld, und zwar im Schnitt ganze 25 Prozent mehr! Dabei gab es übrigens keinen Unterschied zwischen männlichen und weiblichen Gästen – was man ja durchaus vermuten könnte. Auch muss hier angemerkt werden, dass es sich um eine amerikanische Studie handelt – mit Versuchspersonen, die in Amerika sozialisiert wurden. Das Ergebnis dieser Studie lässt sich nicht unbedingt auf andere Kulturen übertragen. Auf die Unterschiede zwischen den Geschlechtern und Kulturen komme ich später noch genauer zu sprechen.

Die Berührung scheint nicht nur einen Einfluss auf das Trinkgeld zu haben. In einer anderen Studie berührte eine Kellnerin oder ein Kellner den Gast in dem Moment, in dem sie ihm oder ihr eine Empfehlung für ein Gericht gab. Und siehe da: Im Vergleich zu den Gästen, die nicht berührt worden waren, wählten mehr Gäste die empfohlene Speise. Auch hier gab es keinen Unterschied zwischen den Geschlechtern. Dies ist ein Hinweis darauf, dass nicht nur Mitarbeiter in der Gastronomie von diesem Kapitel profitieren können. Berührungen beeinflussen Einwilligung, Zustimmung oder das Befolgen von Regeln auch in anderen Situationen. So unterschrieben beispielsweise mehr Menschen eine Petition oder nahmen an einer Befragung teil, wenn sie während der Bitte um ihre Unterstützung am Arm berührt wurden. Auch wenn man Hilfe in anderen alltäglichen Situationen benötigt, wirkt eine sanfte Berührung unterstützend.

In einer Untersuchung wurden Passanten gebeten, auf einen großen, aufgeregten Hund aufzupassen, während der Besitzer etwas in einer Apotheke erledigt. Wurden sie während der Bitte am Arm berührt, stimmten sie eher zu.

Wieso helfen wir eher, wenn man uns berührt? Es lässt sich spekulieren, dass eine freundliche Berührung einem das Gefühl einer gewissen emotionalen Verbundenheit gibt. Wer andere während eines Gesprächs berührt, wird zudem als herzlicher und sympathischer eingeschätzt – möglicherweise eine weitere Motivation zu helfen. Es gibt noch eine etwas andere Interpretation, die auf dem Zusammenhang von Berührung und Status basiert. Es konnte nämlich gezeigt werden, dass Menschen mit höherem sozioökonomischem Status eher zwischenmenschliche Berührungen initiieren als Menschen mit einem relativ geringeren sozioökonomischen Status. Möglich wäre also auch, dass die Berührung den Hilfesuchenden als einen Menschen von höherem Status ausweist, weshalb das Gegenüber dann eher der Bitte zustimmt. Auf den Zusammenhang von Status und Berührung kommen wir später im Detail zu sprechen.

Neurobiologische Studien deuten darauf hin, dass eine freundliche Berührung im Gehirn Regionen aktiviert, die für die Verarbeitung von Belohnungsreizen zuständig sind. Das würde die einfache Erklärung liefern, dass eine Berührung eben einen direkten Belohnungseffekt auf den Berührten hat, weshalb er oder sie sich wohl- und zufrieden fühlt. Das wiederum kann alle nun folgenden Verhaltensweisen beeinflussen. Wenn eine Berührung als eine simple Belohnung wahrgenommen wird, verstärkt dies Verhaltensweisen, die mit der Berührung in Verbindung gebracht werden. Das ist eine sogenannte Konditionierung. So, wie man seinem Hund ein Leckerli zur Belohnung gibt, wenn er auf einen Befehl richtig reagiert hat.

Ganz so einfach erklärt diese Theorie aber dann doch nicht, weshalb Leon der Kellnerin mehr Trinkgeld gegeben hat. Unsere zwischenmenschlichen Interaktionen sind schließlich etwas komplexer als ein einfaches «Sitz»-Kommando. Doch wenn Leon sich in der Interaktion mit der Kellnerin wohlgefühlt hat und wenn die Berührung zur Folge hat, dass er sie als sympathisch einschätzt, reicht das womöglich aus, dass er ihr gern auch eine kleine Freude machen möchte. Diese Zusammenhänge sind ihm dabei nicht bewusst, und wenn doch, dann nur zu einem gewissen Ausmaß. So denkt Leon vielleicht: «Ach, die ist nett, sie bekommt ein großzügiges Trinkgeld.» Warum er das denkt, ist ihm allerdings nicht klar. Würde Leon gefragt, ob er einen Grund angeben kann, warum er die Kellnerin als sympathisch wahrgenommen hat, oder ob es einen bestimmten Moment in der Interaktion der beiden gegeben hat, der ihm besonders in Erinnerung geblieben ist, wird ihm die flüchtige Berührung höchstwahrscheinlich nicht mehr einfallen.

## Warum sind Berührungen angenehm?

Wir können natürlich noch weiter fragen: Was führt überhaupt dazu, dass eine Berührung als angenehm empfunden wird und daher Belohnungszentren im Gehirn aktiviert? Um einer Antwort auf diese Frage näher zu kommen, lohnt es sich, die verschiedenen Eigenschaften, die eine zwischenmenschliche Berührung hat, genauer zu betrachten. Zuerst einmal ist eine körperliche Berührung warm, zumindest in den meisten Fällen. Es werden also nicht bloß die C-taktilen Fasern angeregt, die speziell auf Streicheleinheiten reagieren, sondern auch Wärmerezeptoren in der Haut. Wärme selbst kann Emotionen und Stimmungen beeinflussen. Wärme löst Gefühle von Wohlergehen und Gemütlichkeit aus und führt zur Ausschüttung von Serotonin. Dieser Neurotransmitter hängt mit unserem Wohlergehen zusammen. Eines der erfolgreichsten Antidepressiva ist der «Serotonin-Wiederaufnahme-Hemmer». Dieses Medikament verdankt, wie der Name sagt, seine Wirkung der Unterdrückung der Wiederaufnahme von Serotonin, nachdem dieses von Neuronen ausgeschüttet wurde. Das Serotonin schwimmt also länger zwischen den Nervenzellen herum und kann länger oder häufiger an Serotoninrezeptoren binden. Und diese Rezeptoren lösen wiederum Vorgänge in der Zelle aus, die letztendlich dazu führen, dass wir uns gut fühlen.

Interessanterweise wird das Empfinden von Wärme auch mit emotionaler Wärme assoziiert. Das ist besonders spannend, denn wir bezeichnen einen anderen Menschen ja nur im übertragenen Sinne als «warm» und beziehen uns dabei nicht auf die Körpertemperatur des anderen. Jemand, der «warm» ist, ist herzlich, offen, liebevoll, sympathisch und freundlich. Ein psychologisches Experiment wollte diesen Zusammenhang experimentell nachweisen: Teilnehmer mussten entweder ein kaltes oder ein warmes Getränk in der Hand halten und gleichzeitig eine andere Person anhand einer Beschreibung bewerten. Diejenigen, die das warme Getränk hielten, bewerteten die Person eher als «warm». Allerdings kann man hier kritisch anmerken, dass eine einfache Erklärung für diesen Zusammenhang auch sein könnte, dass das warme Getränk einfach die Assoziation mit dem Wort «warm» im Gehirn aktiviert hat und daher die Bewertung auf einer Skala zwischen «kalt» und «warm» eher zu «warm» tendierte. Der zweite Teil des Experiments war etwas weniger suggestiv. Nun sollten die Teilnehmer entweder ein Wärmekissen oder ein Kühlpad bewerten, das Ganze wurde als eine Art Produktbewertung aufgezogen. Danach durften sie zwischen zwei Kleinigkeiten als Dankeschön für die Teilnahme auswählen. Eines davon wurde als «Geschenk für einen Freund» angepriesen, das andere als «Etwas Gutes für sich selbst». Und siehe da: Wer vorher das Wärmekissen bewertet hatte, wählte eher das «Geschenk für einen Freund» im Vergleich zu denjenigen, die das Kältepad zugeteilt bekommen hatten. Die Autoren dieser Studie interpretieren dies als Beweis dafür, dass das Empfinden von physikalischer Wärme zwischenmenschliche Wärme fördert. Möglich. Allerdings könnte man auch hier eine alternative Erklärung finden: Das Kühlpad zu berühren war wahrscheinlich unangenehmer, so dass die Teilnehmer das Gefühl hatten, sie würden nun eine kleine Belohnung verdienen – daher wählten sie «etwas Gutes für sich selbst».

Eine weitere Studie fand, dass Menschen, die sich selbst als einsam beschreiben, dazu neigen, länger und wärmer zu duschen. Die Forscher interpretierten dies als einen Mechanismus zur Selbstregulation. Wer wenig zwischenmenschliche Wärme erfährt, versucht dies durch physikalische Wärme auszugleichen. Allerdings ist hier Vorsicht geboten. Das Ergebnis dieser Studie ließ sich bisher nicht replizieren, das heißt, keine andere Forschergruppe war in der Lage, dasselbe Ergebnis in einer neuen Gruppe Teilnehmer zu finden. Insofern ist es nicht sicher, ob es sich bei der ursprünglichen Studie nicht um einen Zufallsbefund handelt.

Wenn man dem Ergebnis dieser Studie Glauben schenken möchte, lässt sich eine wilde Hypothese aufstellen: Vielleicht sind Menschen in wärmeren Regionen der Erde deswegen «wärmer» und herzlicher als Menschen im hohen Norden, weil sie mehr tatsächliche, physikalische Wärme spüren?! Dies klingt nun wirklich sehr weit hergeholt. Doch es gibt Untersuchungen, die diese Idee stützen. So sollten Teilnehmer beispielsweise angeben, wie nah und verbunden sie sich anderen Personen in ihrem Leben fühlten. Wer dies in einem wärmeren Raum beantwortete, der gab an, sich seinen Mitmenschen näher zu fühlen, als Teilnehmer in einem kalten Versuchsraum!

Sogar in die umgekehrte Richtung scheint dieser Zusammenhang zwischen tatsächlicher, physikalisch messbarer Temperatur und empfundener zwischenmenschlicher Wärme zu bestehen. In einer weiteren Studie nahmen Probanden an einem virtuellen Ballspiel teil. Hierbei werfen sich drei Avatare auf einem Bildschirm einen Ball zu. Einer davon wird vom Probanden gesteuert, dem mitgeteilt wird, dass auch die beiden anderen Avatare von Versuchsteilnehmern gesteuert werden. Das werden sie allerdings nicht. Anfangs spielen alle drei gemeinsam Ball, doch im Verlauf des Spiels wird der Teilnehmer dann von den beiden computergesteuerten Avataren ausgeschlossen und bekommt den Ball nicht mehr zugeworfen. Das Gefühl, von zwei anderen Menschen ausgeschlossen zu werden, wurde von einem tatsächlichen Absinken der Körpertemperatur begleitet!

Es gibt also jede Menge Hinweise darauf, dass das Empfinden von tatsächlicher Wärme mit der Idee zwischenmenschlicher Wärme zusammenhängt. Es wurde sogar schon vorgeschlagen, dass unsere Vorliebe für Berührungen auf den evolutionären Zweck der Thermoregulation zurückzuführen sei. Die Vertreter dieser Theorie gehen sogar so weit, vorzuschlagen, dass unser gesamtes Sozialverhalten auf dem ursprünglichen Verhalten des gegenseitigen Warmhaltens in der Gruppe basiert. Enger Körperkontakt spart Energie, da nicht so viel Wärme an die Außenwelt verloren wird. Tatsächlich nutzen sehr viele Säugetiere, aber auch beispielsweise Pinguine, diese Methode, um warm zu bleiben, und verbrauchen dabei weniger Energie, als wenn sie allein sind. Wir Menschen haben heutzutage Heizungen und warme Kleidung und sind somit nicht mehr stark auf diese Form der Temperaturregulation angewiesen. Doch unsere Vorfahren in Steinzeit und Eiszeit mussten sich warm halten. Und da wir «gleichwarme» Tiere sind, das heißt unsere Körpertemperatur sich nicht der Außentemperatur anpasst, benötigen wir enorm viel Energie, um diese Temperatur in einem ganz bestimmten Bereich zu halten. Wie wir im ersten Kapitel erfahren haben, existiert auch bei uns ein Hinweis darauf, dass Wärme durch zwischenmenschlichen Körperkontakt aufrechterhalten werden kann: die Beobachtung, dass die Stabilisierung der Körpertemperatur eines Neugeborenen durch Hautkontakt mit der Mutter deutlich und langanhaltend verbessert wird. Weiterhin schlagen die Vertreter dieser Theorie vor, dass die Fähigkeit, unsere Körpertemperatur konstant zu halten, ohne dabei viel Energie zu verlieren, überhaupt erst die Entwicklung eines so großen und energiefressenden Gehirns wie dem unseren ermöglichte. Sie berufen sich auf die Beobachtung, dass Mäuse in großen Gruppen weniger braunes Fett entwickeln als in Kleingruppen. Braunes Fett hält warm, seine Produktion kostet aber viel Energie. Wenn weniger braunes Fett benötigt wird, da die Gruppe selbst die einzelne Maus warm hält, kann sie diese Energie in ihre kognitiven Fähigkeiten investieren. Einen identischen Zusammenhang haben wir in Kapitel 1 auch für menschliche Babys gesehen. Noch nach zehn Jahren verfügten die Kinder, die viel Körperkontakt erfahren hatten und somit weniger Energie für die eigene Körperwärme benötigten, über bessere kognitive Fähigkeiten als eine Vergleichsgruppe.

Es lohnt sich hier auch, einen Blick auf philosophische Texte zu werden, die sich mit dem Zusammenhang von tatsächlicher, messbarer Wärme und empfundener Wärme beschäftigen. Diese legen eine andere Interpretation der Daten nahe. Der naturwissenschaftliche Ansatz unterscheidet klar zwischen den verschiedenen Sinnen und ordnet daher Eigenschaftsbegriffe wie «warm» und «kalt» dem Temperatursinn oder «hell» und «dunkel» dem Sehsinn zu. Spannend ist jedoch, dass der Begriff «hell» im Althochdeutschen ausschließlich für Töne und erst später im Laufe der deutschen Sprachentwicklung als eine Eigenschaft von Sichtbarem verwendet wurde. Heutzutage gebrauchen wir den Begriff «hell» sowohl für eine Lichterscheinung («ein heller Raum») als auch für einen hohen, klaren Ton

(«Sie sang mit heller Stimme»). Ebenso verwenden wir den Begriff der Wärme nicht nur für die messbare Temperatur («Die Sonne scheint warm»), sondern auch zur Beschreibung eines anderen Menschen («Sie hatte eine warme und freundliche Art», «Er war ein warmherziger Mensch») oder einer Atmosphäre («ein warmes Willkommen», «ein warmes Rot»). Mein Vater, der Philosoph Gernot Böhme, schlägt vor, dass solche Begriffe wie *warm, kalt, hell, dunkel, licht, rau* nicht etwa im übertragenen Sinne für die Wahrnehmungen der verschiedenen Sinne verwendet werden, sondern vielmehr eine bestimmte atmosphärische Eigenschaft beschreiben, die durch alle unsere verschiedenen Sinne wahrgenommen werden kann. So kann ich einen Raum betreten und empfinde die Atmosphäre, die Stimmung darin als «warm». Ich bin mir dabei nicht unbedingt darüber bewusst, woher dieses Gefühl kommt. Würde mich jemand fragen, könnte ich antworten, es läge an der gemütlichen Einrichtung. Oder an der Farbe der Wände. Oder an der Wärme, die vom Kaminfeuer ausgeht. Oder an den anderen Anwesenden, die mich alle so freundlich anlächeln und herzlich willkommen heißen. Wir bezeichnen also all das als «warm», was zu einer warmen Atmosphäre beiträgt. Diese Sichtweise lässt die oben beschriebenen Experimente in einem etwas anderen Licht erscheinen: Der stärker geheizte Raum versetzt die Versuchsteilnehmer in eine «warme Stimmung», so dass sie auch eine zwischenmenschliche Wärme, also Nähe, spüren.

Man könnte natürlich argumentieren, dass wir diese Zusammenhänge nur aufgrund der Sprache erlernen. Dass wir also bloß denken, ein anderer Mensch sei «warm», weil wir lernen, dass wir das Wort «warm» eben auch zur Beschreibung eines Charakters nutzen können. Dagegen spricht die Erfahrung von Synästhetikern, also Menschen, bei denen die Wahrnehmungen zweier Sinne fest miteinander verbunden sind. Beispielsweise sehen diese Menschen Farben, wenn sie Musik hören (ich gehe hierauf später noch genauer ein). Diese Überschneidung von Sinneseindrücken, die «Synästhesie», kommt eher bei Kindern und Jugendlichen vor und verschwindet im Alter langsam. Wäre die Verbindung von einem warmen Ton mit einer warmen Farbe lediglich etwas, das durch die Art und Weise erlernt wird, wie wir das Wort «warm» nutzen, würde die Verbindung ja im Laufe des Lebens stärker und nicht schwächer werden. Spannend ist in diesem Zusammenhang auch die Beobachtung, dass eine empfundene Wärme nicht unbedingt von außen kommen muss, sondern auch mit oder ohne äußere Auslöser als etwas «Inneres» erlebt werden kann. So wird uns «warm ums Herz», wenn jemand uns etwas besonders Gutes tut, oder aber wir können selbst ein Wärmegefühl in unserem Körper auslösen, beispielsweise durch autogenes Training.

Zurück zu der Frage, weshalb Leon die Berührung der Kellnerin unbewusst als angenehm empfunden hat. Die Wärme, die Leon an seiner Schulter spürte, als sie ihn dort berührte, war ein positiver Reiz für ihn. Unabhängig davon, ob dieses Empfinden nun auf einer erlernten Assoziation oder einer tatsächlichen Überschneidung von Sinnesmodalitäten beruht, Leon nimmt die Kellnerin als eine sympathische, warme Person wahr. Neben der Wärme könnte ein weiterer Aspekt von Berührung dazu beitragen: Druck. Wir empfinden sanften Druck als angenehm, deswegen genießen ja die meisten Menschen Massagen so sehr. Variierender Druck von schweren Decken wird als angenehm empfunden und vermittelt ein Gefühl von Sicherheit. Druckmassagen werden auch erfolgreich in der Behandlung von Menschen mit Autismus oder Angststörungen eingesetzt. Warum wir eine gewisse Menge Druck als angenehm empfinden, bleibt jedoch unklar. Ähnlich wie bei der Wärme könnte es sein, dass unsere Vorliebe für Druck aus früheren Zeiten der Menschheitsgeschichte stammt. Wer unter steinzeitlichen Lebensbedingungen die Anwesenheit der anderen Gruppenmitglieder körperlich spürte, konnte entspannt einschlafen. Ein gewisses Maß an Druck kann uns ein Gefühl von Sicherheit vermitteln, weil diese Empfindung früher einmal bedeutete, dass andere Menschen bei uns sind. Eine weitere Interpretation dieser Vorliebe für das Empfinden von Druck geht in eine ganz andere Richtung: Es könnte sein, dass uns die Erinnerung an den Druck, der uns im Mutterleib umgeben hat, so gut gefällt. Natürlich erinnert sich keiner bewusst an die vorgeburtliche Zeit. Doch dabei muss es sich ja nicht um eine bewusste Erinnerung handeln – womöglich eine Art leibliche Erinnerung?

Was auch immer die biologischen und evolutionären Hintergründe für unsere Vorliebe für sanften Druck, Wärme und langsames Streicheln sein mögen, klar ist, dass wir zwischenmenschlichen Körperkontakt mögen. Jeder kennt das aus eigener Erfahrung. Warm in Decken eingepackt auf der Couch vor einem Kaminfeuer zu liegen gilt als Sinnbild der Gemütlichkeit. Dass das Maß an gefühlter Gemütlichkeit wiederum unsere Einschätzung von anderen Menschen und unsere Verhaltensweisen beeinflusst, ist einleuchtend. Hier werden einige widersprechen, denn es gibt auch Berührungen durch andere Menschen, die sehr unangenehm sind. Entscheidend ist, in welchem Zusammenhang eine Berührung stattfindet und natürlich auch, wer uns berührt. Selbst in harmlosen alltäglichen Situationen stellt sich die Frage, ob der Zusammenhang zwischen flüchtigen Berührungen und Verhaltensweisen immer in eine positive Richtung geht.

## Kultur und Berührung

Schauen wir mal, was weiter mit Leon passiert. Leon ist inzwischen in einen Einrichtungsladen gegangen, da er neue Salatschüsseln braucht. Im Laden steht Leon vor einem Regal und sieht sich verschiedene Schüsseln an. Er hat schon ein paar passende Sets gefunden und betrachtet seine engere Auswahl, als jemand an ihm vorbeigeht und ihn dabei unabsichtlich mit dem Arm berührt. Ganz kurz, vielleicht für eine Sekunde. Leon beachtet dies nicht weiter. Doch auf einmal verlässt ihn die Lust, jetzt diese Schüsseln auszusuchen. Er beschließt, sie vielleicht doch lieber zu einem anderen Zeitpunkt zu kaufen, und verlässt den Laden.

War die Auswahl schlecht? Konnte Leon einfach nicht finden, was er brauchte? Oder hat sein Aufbruch vielleicht etwas mit der zufälligen, kurzen Berührung zu tun? An sich scheint das unwahrscheinlich, denn es besteht kaum ein Zusammenhang zwischen einer unabsichtlichen Berührung durch einen anderen Kunden, der sich an Leon vorbeidrängt, und der Einkaufsentscheidung für Salatschüsseln. Würde man denken. Doch genau diesen Zusammenhang fand eine Studie, die diese Situation nachstellte. Die Kunden, die von einem Mitwisser für eine Sekunde im Vorbeigehen berührt worden waren, verließen den Laden schneller und bewerteten die Waren weniger positiv! Dieser Effekt trat auf, unabhängig davon, ob der Mitwisser – also der andere Kunde, der die Versuchsperson berührte – männlich oder weiblich war. Auch das Geschlecht der Versuchsperson spielte keine Rolle. Also auch hier kein Unterschied zwischen Männern und Frauen.

Warum beeinflusst solch ein kurzer Moment, den Leon wieder kaum bewusst wahrgenommen hat, sein Kaufverhalten – und in diesem Fall in gegenteiliger Weise als bei der Berührung durch die Kellnerin? Zuerst einmal wird hier deutlich, wie stark der Effekt von Berührungen von der Situation abhängt, in der die Berührung stattfindet. Im Fall der Salatschüsseln hat die Berührung wohl einen eher negativen Beigeschmack. Die Folge ist, dass Leon sich weniger wohlfühlt und sich möglicherweise räumlich von der anderen Person distanzieren möchte. Wir alle haben ein Gefühl davon, welcher räumliche Abstand zu anderen, fremden Menschen angenehm ist. Normalerweise bemerken wir dies kaum, da sich die meisten Menschen ebenfalls unbewusst daran halten, zumindest, wenn sie aus demselben Kulturkreis kommen. Doch wenn jemand diesen zwischenmenschlichen Abstand nicht einhält, gar regelmäßig oder längerfristig übertritt und uns also wortwörtlich zu nahe kommt, fällt uns dies negativ auf. Auch in unserem Beispiel hat die andere Person diesen normativen interpersonellen Raum übertreten, sich also in den Raum von Leon hineinbewegt, was für ihn eine negative Erfahrung ist. Selbst wenn ihm das in der Situation nicht bewusst wird. Zudem reißt das Ereignis Leon für einen kurzen Moment aus der Situation heraus und lenkt ihn von seinem Ziel, der Salatschüsselsuche, ab. Solch eine minimale Ablenkung ermöglicht anderen Emotionen und Motivationen ein kurzes Zeitfenster, um die «Kontrolle» über Leons Handlungen zu ergreifen. Plötzlich spürt er, dass er müde ist oder einfach keine Lust hat, jetzt diese Salatschüsseln auszusuchen.

Was auch immer letztendlich die Ursache von Leons Rückzug war – es wird klar, dass Berührungen nicht immer als positiv gewertet werden. Mögen wir jemanden, der uns berührt, mehr oder weniger? Lässt sich darauf überhaupt eine allgemeine Antwort finden? In einer Studie aus den siebziger Jahren berührte ein Büchereimitarbeiter einige Studenten, die Bücher zurückgaben, an der Hand, andere berührte er nicht. Die erste

Gruppe bewertete den Mitarbeiter im Nachhinein besser und empfand ihn als freundlicher als die zweite Gruppe. Dieses Ergebnis wurde von einigen weiteren Studien repliziert. Manchmal zeigt sich hierbei ein Geschlechterunterschied – nämlich dass Frauen es positiver als Männer empfinden, angefasst zu werden –, manchmal aber auch nicht. Grundsätzlich scheint eine freundliche Berührung durch Fremde als etwas Gutes gewertet zu werden. Es besteht allerdings ein Unterschied zu der Situation von Leon im Einrichtungsladen. In allen Studien fand bereits eine Interaktion zwischen den beiden Beteiligten statt, die Berührung war jeweils ein Teil dieser Interaktion, die meist in einem neutralen Kontext, oft im Dienstleistungssektor oder Kundenservice, angesiedelt war. Insofern waren die Beteiligten zwar Fremde, aber es bestand eine definierte Beziehung zwischen ihnen. Die Berührung kann hier also als ein kommunikativer Akt verstanden und im Zusammenhang der Interaktion als eine freundliche Geste interpretiert werden.

In einigen Fällen gab es Unterschiede darin, wie weibliche und männliche Versuchsteilnehmer Berührungen empfanden und bewerteten. Dies muss nicht zwangsläufig eine biologische Basis haben, vielmehr spielen gerade im Bereich der zwischenmenschlichen Berührung kulturelle Einflüsse eine große Rolle.

Bevor wir uns den kulturellen Aspekten und sozialen Normen zuwenden, die bei uns Menschen mit Sicherheit überwiegend unsere zwischenmenschlichen Interaktionen beeinflussen, wollen wir doch zumindest einen kurzen Blick auf unsere Verwandten, die Affen, werfen. Primaten leben in Gruppen und haben normalerweise eine klare Hierarchie innerhalb dieser Gruppe. Um diese Hierarchien zu etablieren und zu festigen, wird nicht andauernd gekämpft – sondern gelaust. Während das Lausen eine wichtige Rolle für die Hygiene und für Freundschaften (im Kapitel Freundschaft gehe ich noch einmal genauer auf das Lausen ein) spielt, dient es auch dem Ausdruck von Status innerhalb der Affengruppe. Äffinnen mit einem höheren Status werden häufiger von anderen Weibchen gelaust als solche mit einem niedrigeren Status. Und das bedeutet auch: sich lausen lassen, ohne zurücklausen zu müssen. Dasselbe Verhaltensmuster zeigt sich auch bei den Männchen, allerdings lausen sich männliche Affen insgesamt viel seltener gegenseitig als die weiblichen.

Interessanterweise finden sich Parallelen zu diesen Verhaltensweisen in unseren sozialen Normen. So ist es in den meisten Kulturen eher akzeptiert, dass Frauen andere Frauen berühren, während Berührungen zwischen Männern seltener sind und häufig als ein Ausdruck von Hierarchie interpretiert werden. Zumindest in der hetereo-normativen Mehrheitsgesellschaft. Berührungen zwischen den Geschlechtern gelten häufig als erotisch motiviert, zumindest wenn die Personen sich nicht nahestehen. Berührungen im Rahmen einer Freundschaft wiederum sind anders aufzufassen (siehe Kapitel «Freundschaft»). Wie viel, wo und in welchen Situationen wir uns gegenseitig berühren, unterscheidet sich stark von Kultur zu Kultur – und das nicht nur zwischen den größeren Kulturkreisen (z. B. Asien, die arabische Welt, die westliche Welt), sondern allein schon innerhalb von Europa.

Kulturelle Stereotype stellen die Bewohner von südeuropäischen Staaten als herzlicher und offener dar, während die nordischen angeblich eher reserviert und distanziert sind. Dies sind Stereotype – aber Stereotype kommen nicht von ungefähr. Eine groß angelegte Studie aus Finnland verglich, wie Berührungen und emotionale Nähe miteinander zusammenhängen (s. a. das Kapitel «Freundschaft»). In dieser Studie wurden Menschen aus Finnland, Frankreich, Russland, Großbritannien und Italien befragt. Obwohl sie wohl alle mehr oder weniger zum sogenannten westlichen Kulturkreis gezählt werden können, unterschieden sich die Antworten aus den verschiedenen Ländern durchaus. Vor allem in Großbritannien gaben die Befragten an, insgesamt nicht viel zwischenmenschliche Berührung zuzulassen, außer von ihrem Partner. Teilnehmer aus Frankreich und Italien ließen mehr Berührungen zu, ebenso – und damit nicht dem Vorurteil der kalten Nordländer entsprechend – die Finnen.

Dies bedeutet nicht, dass die Stereotype der distanzierten Bewohner der nordischen Länder gar nicht dem tatsächlichen Verhalten entsprechen. So ist zum Beispiel der Abstand zu anderen Menschen im Gespräch, also der Raum, den jemand als ihm zugehörig empfindet, in Deutschland, Skandinavien und England größer als in Italien und Spanien. Dieselben Unterschiede finden sich für die Art, wie sich Menschen dieser verschiedenen Kulturen begrüßen. Während man sich in Südeuropa zur Begrüßung eher umarmt und küsst, ist in den nordischeren Ländern eine Begrüßung durch Handschlag oder ohne jegliche Berührung üblich.

Bezüglich der Geschlechterunterschiede ist vor allem interessant, dass Männer Frauen öfter mit der Hand berühren, umgekehrt Frauen Männer öfter mit anderen Körperteilen berühren. Berührungen nicht nahestehender Personen mit der Hand werden interpretiert als eine Art, Hierarchie und Status auszudrücken. Dies funktioniert wie ein unbewusster Code, den wir alle zu kennen scheinen. Wenn Leon im Büro an seinem Schreibtisch sitzt und sein Chef kommt vorbei und legt ihm die Hand auf die Schulter, erscheint das Leon in keiner Weise seltsam oder unangebracht. Umgekehrt jedoch würde er nie auf die Idee kommen, seinem Chef die Hand auf die Schulter zu legen, allein der Gedanke lässt Leon den Kopf schütteln – wie absurd. Wenn Leon allerdings seiner Sekretärin ein Formular bringt, empfindet er es als völlig normal, sie mit der Hand am Arm zu berühren, um sie auf eine Besonderheit im Text aufmerksam zu machen.

Diese Situation ist leicht nachzuvollziehen und zu interpretieren, da sich hier die klassischen Geschlechterrollen und der Status in der Firma entsprechen. In unserer modernen Gesellschaft vermischen sich diese jedoch immer mehr, was zu manchen Verwirrungen führen kann. So findet es Leon – dessen Rollenvorstellungen sehr klassisch sind – gar nicht abwegig, eine weibliche Vorgesetzte zu berühren, obwohl er doch allein den Gedanken, seinem männlichen Chef die Hand auf die Schulter zu legen, als völlig absurd abtat. Tatsächlich scheinen Männer aus Ländern mit traditionelleren Rollenbildern, Frauen öfter mit der Hand zu berühren als Männer aus Ländern mit moderneren Vorstellungen. Eindeutige Aussagen hierüber lassen sich allerdings kaum treffen, da viele zusätzliche Einflussfaktoren existieren, zum Beispiel das Alter und der Beziehungsstatus. Eine besonders große Rolle spielt hier sicherlich auch die Religion. So gilt etwa der «Orient» als eine Kultur mit mehr Körperkontakt, doch erstreckt sich das ausschließlich auf gleichgeschlechtliche Interaktionen. Eine strikte Auslegung der islamischen Religion schließt jeglichen Körperkontakt zwischen Männern und Frauen, die nicht miteinander verwandt sind, aus.

Es lassen sich also kaum grundsätzliche Aussagen über Geschlechterunterschiede und der so kommunizierten Hierarchie treffen. Beschränken wir uns allerdings auf die westlichen Kulturen, scheint die Häufigkeit von Berührungen mit der Hand tatsächlich ein Ausdruck von Status zu sein. Wie solche Status-Berührungen zwischen den Geschlechtern ausgetragen werden, hängt wiederum mit den individuellen und den gesellschaftlichen Rollenvorstellungen zusammen. Entspricht der tatsächliche Status nicht dem Geschlechterstereotyp, sorgt das für Verwirrung und es geschehen manchmal seltsame Dinge. Wenn eine Frau in einer höheren Position ist als ein Mann, passen die klassischen Verhaltensweisen nicht mehr zu denen, die im professionellen Kontext angebracht wären. Zur Verdeutlichung ist ein Blick auf die Regierungschefs und -chefinnen der Welt spannend. Ranghohe männliche Politiker schütteln sich immerzu fleißig, kräftig und lang die Hände. Manchmal legt einer dem anderen die Hand auf die Schulter. Wird dies nicht erwidert, interpretieren Beobachter dies als Statusgestik – die auch der Berührte akzeptiert. Um zu vermeiden, als der Rangniedrigere angesehen zu werden, sieht man dann häufig eine Erwiderung der Gestik, eine kumpelhafte Klopfgeste auf die andere Schulter zum Beispiel. Ähnlich intensiv wurden auch Trumps Handschläge diskutiert, bei denen er die Hand des anderen heftig zu sich herüberzieht. Wer dem nicht gegenhält, der wirkt als der Schwächere oder Unterlegene in der Interaktion. Wenn Putin, Trump oder Macron Angela Merkel begrüßen, sieht das Ganze plötzlich anders aus. Da werden Küsschen zur Begrüßung gegeben und Hände auf ihren Rücken gelegt. Das stelle man sich mal unter zwei männlichen Politkern vor: Trump und Putin, die sich mit Küsschen begrüßen (wobei – wer weiß …)! Einer, bei dem die Vermischung von Status und Geschlecht zu tatsächlicher Verwirrung führte, ist George W. Bush. Eine Videoaufnahme aus dem Jahr 2006 von einem G-8-Gipfel, zeigt, wie der damalige US-Präsident Bush der deutschen Bundeskanzlerin Merkel eine Art Nackenmassage verpasst. Angela Merkel verzieht daraufhin ihr Gesicht erschrocken oder angeekelt, sie reißt die Arme hoch, und er lässt los und geht weiter. Eine solche Berührung zwischen Staatsoberhäuptern, und das auch noch vor der Weltpresse, ist natürlich vollkommen unangebracht – und wäre niemals geschehen, wäre die Bundeskanzlerin männlich. Angela Merkel kennt die Statusgesten sehr wohl; häufig erwidert sie eine Umarmung damit, dass sie ihre Hand auf den Arm des Gegenübers legt. In den genannten Fällen geht es allerdings weniger darum, was die Politiker selbst bei diesen Unterfangen empfinden, sondern darum, wie ihre

Interaktion, die auf Tausenden Fotos und Videos festgehalten wird, auf die Welt wirkt.

Trotz der starken Einflüsse von Kultur, Geschlechterrollen und Religion sind die Signale, die wir anderen Menschen durch Berührungen vermitteln, in ihrer einfachsten Form überall auf der Welt verständlich. Alle Kulturen teilen ein Grundverständnis dieser Art der Kommunikation. Egal, wo wir uns befinden, wenn uns jemand anrempelt oder fest am Arm packt, ist dies eindeutig ein aggressives Signal. Wenn ein Mensch einem anderen vorsichtig die Hand auf den Arm legt und sich zwei Menschen umarmen, ist dies immer ein positives Signal. Nicht umsonst sagt man, dass man sich mit Händen und Füßen verständigt, wenn man nicht die gleiche Sprache spricht.

# 4.
# Freundschaft

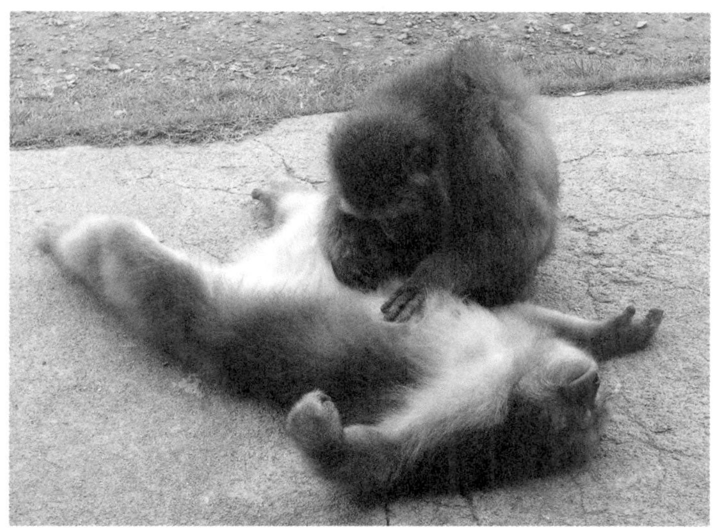

Louise hat sich mit ihrer guten Freundin Elisabeth zu einem Glas Wein verabredet. Als Louise am verabredeten Ort eintrifft, wartet Elisabeth bereits. Sie winkt, dann kommt sie mit ausgebreiteten Armen auf Louise zu. Die beiden umarmen sich und Louise drückt Elisabeth einen Kuss auf die Wange. Louise hakt sich bei Elisabeth unter und die beiden gehen gemeinsam in das Lokal. Während sie nach einem freien Tisch Ausschau halten, entdeckt Elisabeth eine Arbeitskollegin. Elisabeth begrüßt sie mit einer kurzen Umarmung, dann stellt sie Louise vor. Louise schüttelt die Hand der Kollegin, welche ihrerseits die drei Personen an ihrem Tisch vorstellt. Elisabeth und Louise winken in die Runde und lächeln. Dann verabschieden sie sich, da sie einen freien Platz für sich gesehen haben. Kaum haben sie bestellt, berichtet Elisabeth, dass sie heute schlechte Nachrichten bekommen hat: Ihr Vater hat sich ein Bein gebrochen. Elisabeth fühlt sich gestresst, sie hat das Gefühl, ihrer Mutter helfen zu müssen, doch sie kann keinen Urlaub nehmen, da auch auf der Arbeit so viel zu tun ist. Louise legt ihr die Hand auf den Arm, während sie erzählt, und drückt sie liebevoll, nachdem sie ihren Bericht beendet hat. Elisabeth atmet tief durch und fühlt sich gleich viel ruhiger. Die Anspannung fällt von ihr ab, sie lächelt und erkundigt sich nach Louises Befinden.

## Vom Lausen zur Freundschaft

Wir haben alle diese Erfahrung gemacht: aufgeregt, gestresst oder unzufrieden zu sein – und die Berührung durch eine geliebte Person lässt einen durchatmen und beruhigt. Berührungen von Freunden helfen gegen Stress. So ergeht es nicht nur

Louise und Elisabeth, nicht nur dir und mir, sondern auch unseren nahen Verwandten – den Affen. Auch Affen formen Freundschaften, und das nicht nur mit ihren direkten Familienmitgliedern. Eine Affenfreundschaft drückt sich vor allem durch gegenseitiges Lausen aus. Doch hierbei geht es nicht nur um das Entfernen von kleinen Parasiten aus dem Fell, denn Affen lausen sich viel länger und häufiger, als es tatsächlich für ihre Hygiene notwendig wäre. Es geht vor allem um die Stärkung ihrer sozialen Beziehungen. Manche Affen verbringen ganze zwanzig Prozent ihres Tages mit Lause-Aktivitäten. Dies ist ein enorm großer Anteil der täglichen Zeit, der ebenso für Futtersuche oder Partnersuche verwendet werden könnte. Von einem evolutionären Standpunkt aus gesehen muss also das Lausen einen enormen Vorteil bringen, sonst würden Affen ihre Aufmerksamkeit und Energie eher auf andere Dinge richten.

Ein weiterer Hinweis darauf, dass das Lausen eine soziale Bedeutung hat: Es gibt keinen Zusammenhang zwischen der Körpergröße eines Affen und der Zeit, die mit Lausen verbracht wird. Das würde man ja erwarten, wenn es lediglich um Hygiene ginge: Wer mehr Fell hat, müsste auch mehr gelaust werden. Was es allerdings gibt, ist ein klarer Zusammenhang mit der Gruppengröße: Je mehr Affen zusammen in einer Gruppe leben, desto länger wird der einzelne Affe gelaust. Diese Lause-Beziehungen, die Affenfreundschaften, sind über Jahre oder sogar über das ganze Leben hinweg stabil. Affen, die einander lausen, sind Komplizen – nicht nur bei der Körperpflege, sondern auch in allen möglichen anderen Situationen, ob es nun darum geht, gemeinsam einen Feind in die Flucht zu schlagen, den anderen nach einem Kampf zu beruhigen und zu trösten, oder darum, Futter zu teilen. Wer gemeinsame Zeit beim Lausen verbringt, der teilt auch sonst miteinander. Das Lausen kann als eine Art Versprechen zur Unterstützung verstanden werden. Wie wir schon gesehen haben, spielt die Berührung auch bei Affen eine enorm wichtige Rolle in der normalen Entwicklung von Sozialverhalten sowie im Vermitteln von Hierarchien innerhalb der Affengruppe. Der Anthropologe und Psychologe Robin Dunbar von der Oxford University schlug in den neunziger Jahren sogar vor, dass nicht etwa die Rufe der Affen, sondern tatsächlich die Interaktion in Form von Berührung der Ursprung der menschlichen Sprache sei.

Wir können leicht Parallelen vom Verhalten der Affen zu unserem Verhalten ziehen. Das mag nicht jedem gefallen, denn einige Menschen möchten nicht von den Affen abstammen und sehen sich als untierisch an. Wenn wir aber der Evolutionstheorie über die Entstehung des Menschen (wohlverdienten!) Glauben schenken wollen, lassen sich viele unserer Verhaltensweisen als eine Form von sozialer Körperpflege ansehen. Robin Dunbar nennt in diesem Zusammenhang, dass Mütter oft viel Zeit damit verbringen, in den Haaren ihrer Kinder zu wühlen und kleine Hautschuppen oder Dreckkrümelchen zu beseitigen. Solche Verhaltensweisen sind auch oft zwischen romantischen Partnern oder Freundinnen etabliert. Insbesondere unter Jugendlichen, für die Freundschaften die zentrale soziale Beziehung sind, gibt es viel Körperkontakt und Rituale, die einer sozialen Körperpflege gleichkommen. Meine beste Freundin und ich verbrachten als Teenager ganze Nachmittage damit, uns gegenseitig die Enden von gebrochenen Haaren abzuschneiden. Dunbar führt weiter an, dass wir ungern den Friseur wechseln, weil wir eine besondere Beziehung zu jemandem aufbauen, der sich um unsere Haarpflege kümmert. Ich bin nicht sicher, ob das nicht zu weit geht, doch an sich passt auch dieser Punkt gut in die Argumentation, dass wir als Nachfahren der Affen eben auch soziale Körperpflege betreiben. Wenn zwischenmenschliche Berührung und jegliche Beschäftigung mit den Haaren einen sozialen Effekt hat, könnte der Friseurbesuch womöglich zu einer verstärkten Oxytocin-Ausschüttung führen – weshalb wir uns danach wohlfühlen und der Friseurin oder dem Friseur besonders verbunden. Auf die Rolle des Oxytocins gehe ich später noch genauer ein, nun können wir dieses Konzept noch weiterspinnen. Wenn wir uns darauf einlassen wollen, dass bei uns die soziale Körperpflege verstärkt auf die Kopfhaare übergegangen ist, kommen mir schnell weitere Beispiele in den Sinn. So fahren sich Frauen, wenn sie flirten, oft mit den Fingern durch die Haare oder drehen sich Haarsträhnchen um den Finger – um das Gegenüber wortwörtlich um den Finger zu wickeln. Tatsächlich findet sich der Hinweis auf das Spiel mit den Haaren auch oft unter den «Flirttipps» in Frauenmagazinen, oder umgekehrt als «Anzeichen für ihr Interesse» in den entsprechenden Spalten der Männermagazine. Viele Religionen schreiben die Bedeckung der Haare, insbesondere der weiblichen, vor – unter anderem, weil von ihnen angeblich eine Verlockung oder etwas Erotisches ausgeht. Körperlichkeit und Erotik werden hier also mit den Haaren in Zusammenhang gebracht – die in der Vermittlung von zwischenmenschlicher Berührung anscheinend auch physiologisch eine besondere Rolle spielen, da an ihren Enden ja die C-taktilen Nervenfasern sitzen (allerdings sind diese am ganzen Körper, nicht bloß an den Kopfhaaren zu finden). Auf das Thema Erotik kommen wir später noch genauer zu sprechen.

Besonders spannend ist in diesem Zusammenhang die Parallele zu der beruhigenden Umarmung von Louise, die die gestresste Elisabeth aufatmen ließ. Das gegenseitige Lausen hat bei Affen genau denselben Effekt: Es beruhigt und reduziert das Stresslevel des gelausten Affen, was sich zum Beispiel in einer verringerten Herzschlagfrequenz zeigt. Zudem baut Lausen Aggressionen zwischen Konkurrenten ab und kann so Kämpfe verhindern. Auch nach einem Kampf helfen versöhnliche Berührungen des Siegers, das Stresslevel des Verlierers zu senken und somit den Gruppenfrieden wiederherzustellen. Solche Verhaltensweisen lassen sich nicht nur bei Affen, sondern bei allen Säugetieren, die in sozialen Gruppen leben, beobachten. Beispielsweise reiben Delfine ihre Flossen zur Versöhnung aneinander; Pferde, die Freunde sind, beknabbern sich gegenseitig an Hals und Rücken – Massage auf Pferde-Art.

## Berührungswahrnehmung im Kontext

Wenn Louise Elisabeths Arm streichelt, hat das eine ganz andere Bedeutung und auch andere Folgen, als wenn sie den Arm ihres Partners streichelt. Während das Streicheln einmal Trost vermitteln soll, kann es im anderen Fall ein sexuell motiviertes Signal sein. Dies ist insofern spannend, als es bedeutet, dass der gleiche physikalische Reiz der Haut während einer Berührung ganz unterschiedliche Folgen im Körper auslösen kann, abhängig von der Situation und der Beziehung zwischen den involvierten Personen. In unserem Beispiel würde sich Elisabeths Herzfrequenz verringern, das Streicheln wirkt beruhigend. Genau dasselbe Streicheln würde hingegen bei Louises Partner in einer intimen Situation den Puls ansteigen lassen. Wie kann es aber sein, dass eine Berührung in einem Fall angenehm ist und in einem anderen Fall, beispielsweise von einem Menschen, den wir nicht mögen, als unangenehm empfunden wird – wenn doch der physikalische Reiz genau dasselbe Signal im Arm auslöst? Eine neue Studie konnte bei Mäusen zeigen, dass nicht nur die Signale, die aus der Haut in das Rückenmark gelangen, in das Gehirn hinaufgeschickt werden, sondern dass auch umgekehrt das Gehirn jede Menge Signale in das Rückenmark schickt. Natürlich geschieht dies in erster Linie, weil das Gehirn auf diese Weise unsere Muskeln, also unsere Bewegungen, steuert. Das ist nichts Neues. Doch in dieser aktuellen Studie fanden die Forscher, dass die Neurone, die die Signale über

Hautreize wie Vibration, Wärme, Kälte oder Streicheln erhalten, ihrerseits vom Gehirn moduliert werden. Man spricht hierbei von der sogenannten «Top-Down»-Modulation – im Gegensatz zur «Bottom-Up»-Verarbeitung. Die Signale, die die Haut an das Gehirn schickt, wären also «Bottom-Up»-Signale (von unten nach oben), während die Signale, die das Gehirn an die Neurone im Rückenmark schickt, «Top Down»-Informationen sind (von oben nach unten). Die Bezeichnung bezieht sich nicht etwa darauf, dass das Gehirn beim Menschen weiter oben zu finden ist als Hände und Füße, sondern auf verschiedene Hierarchie-Ebenen in der Verarbeitung. Signale, die vom Körper an das Gehirn gesendet werden, durchlaufen verschiedene Verarbeitungsstufen, die meisten davon, noch bevor ein Reiz uns überhaupt bewusst wird. Diese Verarbeitungsstufen sind hierarchisch aufgebaut. Früher war man der Meinung, dass alle Sinnesreize nur strikt entlang dieser Stufen von unten nach oben gesendet werden. Ein einfaches Beispiel hierfür ist die Verarbeitung von visuellen Reizen. Wenn wir einem Freund ins Gesicht blicken, trifft zuerst Licht auf die Retina. Die Zellen hier sind lichtempfindlich und senden Informationen über hell und dunkel über den Sehnerv weiter an das Gehirn. Hier wird nun die Wahrnehmung von hell und dunkel in verschiedenen Schritten weiterverarbeitet. Zuerst durchsucht das Gehirn die Informationen nach Farben und Kanten. In der nächsten Stufe ordnet das Gehirn die farbig-kantige Form dann als «Gesicht» ein. Es folgt das Erkennen des Gesichts als eine bekannte Person und schließlich das Zuordnen eines Namens. Weitere hochkomplexe Prozesse analysieren den Gesichtsausdruck und erkennen Emotionen im Gesicht des Freundes. Inzwischen wird immer deutlicher, dass diese Prozesse ganz und gar keine Einbahnstraßen sind. Das bedeutet, dass unsere Erwartungen unsere Wahrnehmungen beeinflussen und formen. So können wir beispielsweise einen Freund auch nach der Schönheits-OP mit einer «neuen» Nase noch erkennen. Ein anderes Beispiel: Das Ergebnis eines Fotobearbeitungsprogramms, das das Gesicht in irgendeine absurde Fratze verformt – selbst hier können wir uns selbst und unsere Freunde noch identifizieren, obwohl der physikalische Reiz, das Gesicht in seinen Formen und Proportionen, völlig verändert ist. Warum? Weil wir wissen, wen wir da vor uns haben – die Erwartung beeinflusst die Wahrnehmung. Das ist «Top-Down»-Modulation.

Wenn jemand unseren Arm streichelt, senden die C-taktilen Fasern ein Signal in das Rückenmark. Hier gibt es einen bestimmten Bereich, in dem alle diese Informationen ankommen. Diesen nennt man das dorsale Horn. Die C-taktile Faser vermittelt hier ihre Informationen über Streicheleinheiten an andere Nervenzellen. Es besteht sogar ein richtiggehendes kleines, lokales Netzwerk aus Neuronen. Die meisten der Nervenzellen sind sogenannte Interneurone, die die Information an andere Neurone «vor Ort» weitergeben. Nur wenige Neurone senden dann letztendlich Informationen hinauf in das Gehirn, wo diese weiterverarbeitet werden und zu einer bewussten Wahrnehmung der Berührung führen. Diese Interneurone, die die Informationen über eine Berührung erst einmal lokal im Rückenmark verarbeiten, erhalten zusätzlich «Top-Down»-Informationen vom Gehirn. 15 bis 20 Prozent der Synapsen, also der Verbindungsstellen zwischen Nervenzellen, kommen vom Gehirn! Das ist eine ganze Menge und deutlich mehr, als bisher vermutet wurde. Spannend daran ist, dass diese «Top-Down»-Informationen vom Gehirn dazu in der Lage sind, die Wahrnehmung einer Berührung zu verändern. Ob dies tatsächlich der Fall ist, wissen wir noch nicht, jedenfalls sind diese Nervenbahnen die perfekten Kandidaten für diese Funktion. So könnte es beispielsweise sein, dass das Gehirn bereits auf der Ebene des Rückenmarks die Verarbeitung von sensorischen Reizen unterdrückt, wenn es den Berührungsreiz vorhersagen kann, da er von einer

Berührung durch die eigene Person stammt. Ebenso gut ist es möglich, dass das Gehirn die Verarbeitung einer Berührung auf diesem Wege verändern kann, je nachdem in welcher Situation wir uns befinden oder wer genau es ist, der uns da berührt. So könnten wir das Streicheln des Armes als wesentlich intensiver empfinden, wenn es von jemandem kommt, zu dem wir uns hingezogen fühlen. Befinden wir uns hingegen in einer professionellen Interaktion, beispielsweise beim Arzt, könnten die Berührungen als weniger intensiv, aber auch als weniger angenehm wahrgenommen werden. Dies könnte, muss aber nicht auf der Verarbeitungsebene des Rückenmarks geschehen. Ebenso möglich ist es, dass diese Veränderung oder Einordnung der Sinneswahrnehmung in einer späteren Verarbeitungsstufe im Gehirn geschieht.

## Berührung gegen Stress

Doch wie genau kann die sanfte Berührung von Louise bei Elisabeth das Gefühl auslösen, dass sie sich besser fühlt, aufatmet, «runterkommt»? Es gibt viele Hinweise darauf, dass soziale Berührungen die Ausschüttung von Opioden auslösen. Bei diesem Begriff kommt einem sofort Opium in den Sinn; doch es gibt im Körper viele unterschiedliche Stoffe, die chemisch zu dieser Klasse gerechnet werden – darunter die Endorphine, oft auch bezeichnet als «Glückshormone». Verschiedene Studien bei Affen zeigen, dass Häufigkeit und Dauer des Kuschelns und Lausens die Menge an Endorphinen im Körper beeinflusst. Auch beim Menschen konnte ein Zusammenhang von zwischenmenschlicher Berührung mit dem Opioidsystem gezeigt werden. Die Teilnehmer dieser Studie lagen in einem PET-(Positronen-Emissions-Tomographie-)Scanner, die eine Hälfte wurde von ihrem Partner liebevoll, aber nicht erotisch gestreichelt, bei der anderen unterblieb das Streicheln. Bei der Gruppe mit Streicheleinheiten wurde in einer ganzen Reihe verschiedener Gehirnareale eine Veränderung der Opioidmenge, unter anderem der Endorphine, gemessen. Diese Veränderung muss durch das Streicheln ausgelöst worden sein, da die Messung zwei völlig übereinstimmende Situationen verglich, die sich nur in einer Sache unterschieden: ob die Versuchsperson gestreichelt wurde oder nicht.*

Opioide und Endorphine sind dafür bekannt, dass sie unser Verhalten verändern. So kann die medikamentöse Gabe von schwachen Opioiden dazu führen, dass Menschen weniger

* Ich spreche gezielt von einer «Veränderung» der Opioidmenge, nicht etwa einer Erhöhung oder Verringerung, da die PET-Messung die Menge der Opioide nicht direkt messen kann. Es wird eine indirekte Methode verwendet – wie sehr häufig in dieser Art Studien. Dabei wird gemessen, wie viele Rezeptoren für die Opioidmoleküle unbesetzt sind. Die Messung sagt uns also nicht direkt, wie viele Opioide von den Zellen ausgeschüttet werden, sondern lediglich, dass mehr oder weniger Opioide an Opioidrezeptoren gebunden sind. Unsere Annahme bei dieser indirekten Messung ist: Je mehr Opioidrezeptoren unbesetzt sind, desto weniger Opioidmoleküle schwimmen in diesem Bereich des Gehirns umher. Doch es wären auch andere Erklärungen möglich: beispielsweise, dass sich die Wahrscheinlichkeit, dass die Opioide an die Rezeptoren binden, verringert, aufgrund irgendeiner chemischen Veränderung der Opioidmoleküle oder auch der Rezeptoren selbst. Genauso gut könnten mehr oder weniger Rezeptoren vorhanden sein. Eine Zelle kann die Anzahl ihrer Rezeptoren ziemlich schnell und flexibel verändern, indem sie sie in ein Vesikel (eine Art kleine Blase) einhüllt und in den Innenraum der Zelle befördert oder umgekehrt ein Vesikel mit Rezeptoren mit der Zellmembran (der Zelloberfläche oder Zellhaut) verschmelzen lässt.
Wir können uns bei dieser indirekten Messung der «Verfügbarkeit von Rezeptoren» also nie ganz sicher sein, was wir messen. Natürlich werden diese Methoden möglichst gut untersucht und lassen

stark auf sozialen Stress reagieren oder negativen Reizen, also beispielsweise Bildern von wütenden Gesichtern, weniger Aufmerksamkeit schenken. Es scheint so, als ob die Ausschüttung von Opioiden dazu führt, dass wir uns entspannen und den negativen Ereignissen in unserem Umfeld weniger Gewicht geben. Zurück zur Berührungsstudie: Eine Veränderung in der Menge an Opioiden fand sich im ventralen Striatum, in der Amygdala, der Insula und verschiedenen Teilen des präfronta-

sich oft in Tierversuchen verifizieren. Doch eine indirekte Messung bleibt eben indirekt und hinterlässt immer ein gewisses Maß an Unsicherheit. Der Grund, weshalb wir uns mit solchen indirekten Messungen zufriedengeben müssen, liegt in der Komplexität der Methode selbst. Bei der PET-Untersuchung wird die regionale Veränderung der Strahlung bestimmter Stoffe im Gehirn gemessen. Dafür muss man eine schwach radioaktive Substanz verwenden. Doch es existieren nicht einfach radioaktive Versionen all der verschiedenen Moleküle, an denen die Forscher Interesse haben. In diesem Fall würden wir uns also ein schwach radioaktives Opioid wünschen, am besten noch eine ganz bestimmte Sorte, zum Beispiel ein Endorphin. Doch das muss erst einmal chemisch hergestellt werden, dann muss es möglich und auch gesundheitlich vertretbar sein, dies der menschlichen Versuchsperson zu verabreichen. Und zuletzt muss das Molekül auch noch vom Blut ins Gehirn gelangen – was aufgrund der Blut-Hirn-Schranke extrem schwierig ist. Zum Schutz des wichtigen Gehirns lässt unser Körper nämlich nur ganz wenige, auserwählte Stoffe diese Grenze passieren. Des Weiteren wollen wir ja nicht nur die tatsächliche Menge in einer Region messen – denn dann wissen wir nicht, ob die Opioide sich nun innerhalb der Zellen befinden (wo sie eventuell nur gelagert werden) oder ob sie tatsächlich ausgeschüttet wurden – und wenn sie sich außerhalb der Zellen befinden, ob sie dort nur herumschwimmen oder an Rezeptoren gebunden sind, so dass sie tatsächlich einen Effekt haben. Dies sind eine Vielzahl von Einschränkungen, mit denen ein Forscher bei der PET-Methode arbeiten muss. Daher spreche ich hier also gezielt bloß von einer «Veränderung» der Menge an Opioiden.

len Kortex. Gemeinsam ist diesen Regionen, dass sie in irgendeiner Weise in die Verarbeitung von sozialen, emotionalen oder belohnenden Reizen involviert sind. Besonders stark war der Effekt im ventralen Striatum, das bei der Verarbeitung von Belohnung und Motivation eine wichtige Rolle spielt. Auch die Menge an Opioiden in der Insula fällt ins Auge, da bereits andere Studien zur sozialen Berührung dieser Region eine wichtige Rolle für die Verarbeitung von Streicheleinheiten zugesprochen haben. Wie genau die Opioide in den unterschiedlichen Gehirnarealen mit den unterschiedlichen Zelltypen interagieren, ob die Zellen beispielsweise angeregt werden oder ob ihre Aktivität eher abgeschwächt wird – all das sind noch weitere, ungeklärte Fragen. Doch wenn sanfte zwischenmenschliche Berührungen einen Effekt auf unser natürliches Opioidsystem haben – und Opioide anscheinend eine beruhigende, positive Wirkung auf unsere Stimmung und auf unsere Reaktion auf Stress haben, dann lässt sich zumindest die Schlussfolgerung ziehen: Wer unruhig und gestresst ist, profitiert enorm von liebevollen Streicheleinheiten eines nahestehenden Menschen, was vermutlich durch Opioide vermittelt wird. Das entspricht genau unseren alltäglichen Erfahrungen, wie denen von Elisabeth. Die Tatsache, dass sie ihrer Freundin von ihrem aktuellen Stress erzählte, hat sie nicht beruhigt, vielleicht sogar etwas mehr aufgeregt, da sie sich alle bevorstehenden Ereignisse und Schwierigkeiten wieder vor Augen geführt hat. Doch als ihre Freundin Louise ihr die Hand auf den Arm legt, kann sie entspannen und durchatmen.

Dieser Zusammenhang von Berührung und Beruhigung existiert für alltägliche Ärgerlichkeiten genauso wie für schwerwiegende Ereignisse. So erinnere ich mich gut, wie ich die freundlichen, mündlichen Beileidsbekundungen nach dem Tod meiner Mutter zwar allesamt als nett und freundlich empfand, doch hatten sie kaum einen tröstlichen Effekt. Hingegen hat sich eine Erinnerung besonders gut eingeprägt: Die Mutter meines damaligen Freundes umarmte mich spontan herzlich und liebevoll, dabei standen ihr selbst Tränen in den Augen. Dieses ehrliche Mitgefühl und die Umarmung sind mir als einer der tröstlichsten Momente im Gedächtnis geblieben.

Ich selbst hatte vor dieser Erfahrung immer eine gewisse Scheu, trauernde Menschen in den Arm zu nehmen. Schließlich möchte man ihnen nicht zu nahetreten. Das ist seltsam, doch zeugt es auch von unserer Unsicherheit im Umgang mit Trauer und Tod. Wir wissen kaum, was in einer solchen Situation angebracht ist, und möchten andere möglicherweise nicht zusätzlich zum Weinen bringen. So bleibt es oft bei einem Händeschütteln, einer mündlichen oder schriftlichen Beileidsbekundung und, wenn es hochkommt, einer kurzen, freundlichen Umarmung. Doch meine eigene Erfahrung widerspricht dieser Vorsicht. Mitgefühl muss man spüren, damit es seinen tröstlichen Effekt entfalten kann. Und wie spürt man es besser als in einer echten, engen und langen Umarmung? Es bei einer kurzen, förmlichen Umarmung zu belassen, ist sicher auch eine Art Selbstschutz, denn um Mitgefühl zu spüren, muss man den Schmerz eines anderen an sich heranlassen. Doch wer traurige Emotionen anderer an sich heranlässt und auch bei sich selbst zulässt, kann mehr Trost spenden.

## Berührungen und Nähe

Das muss nicht bedeuten, dass man anfangen sollte, wildfremde Menschen zu umarmen. Von Fremden berührt zu werden gefällt nur wenigen. Wer schon einmal einem Menschen mit einem «Free-hugs»-Schild in einer Fußgängerzone begegnet ist, konnte sicher auch beobachten, wie die meisten Passanten einen weiten Bogen um dieses Angebot gemacht haben. Wer uns wo anfassen darf, hängt ganz eng damit zusammen, wie nahe wir dieser Person emotional stehen. Elisabeth hat Louise zur Begrüßung umarmt und geküsst. Die Begrüßung der Kollegin war weniger herzlich, und die Vorstellung der Bekannten der Kollegin verlief mit formellem Händeschütteln oder ganz ohne jegliche Berührung. Wir alle nutzen, mehr oder weniger bewusst, solche Verhaltensregeln. Meistens denken wir nicht weiter darüber nach. Erst wenn jemand diese unausgesprochenen Regeln verletzt, fällt es uns auf. Wäre einer der Freunde von Elisabeths Kollegin aufgesprungen und hätte Elisabeth und Louise, unbekannterweise, umarmt, wäre das allen Beteiligten und Beobachtern seltsam und unangebracht vorgekommen. Auch hier nehmen die gesellschaftlichen Normen einen großen Einfluss auf unser Verhalten. In Italien und Frankreich ist es beispielsweise normal, sich mit Küsschen auf die Wange zu begrüßen, selbst wenn man sich nicht näher kennt. In Japan hingegen ist die Verhaltensnorm bei der Begrüßung eine respektvolle Verbeugung ohne jeglichen Körperkontakt. Hierbei handelt es sich nicht um bloße Stereotype, die betreffenden Unterschiede sind systematisch untersucht worden. Eine Studie bestand beispielsweise darin, zu quantifizieren, wie oft sich Pärchen während eines gemeinsamen Cafébesuchs berührten. Forscher setzten sich stundenlang in Cafés, beobachteten Liebespaare und führten Strichlisten über deren Körperkontakte. Die Ergebnisse sind eindeutig: In Puerto Rico berührten sich Partner im Schnitt 180-mal pro Stunde – in Großbritannien kein einziges Mal! Natürlich hängt die Häufigkeit von Berührungen von weit mehr als nur der Kultur der Mehrheitsgesellschaft ab. Beispielsweise hat auch der Kontext, die Situation, in der sich ein Paar befindet, einen Einfluss. So berühren sich Paare häufiger in Flughäfen als in einem Café. Ob dies mit möglicherweise anstehenden Abschieden oder mit Flugängsten zu tun hatte, darüber konnte die Untersuchung leider keine Aussagen machen.

In der bereits erwähnten Studie, die eine große Gruppe von Menschen aus Italien, Frankreich, Finnland, Großbritannien und Russland zu deren Berührungsverhalten befragte, zeigte sich trotz kleiner kultureller Unterschiede ein recht eindeutiges Muster. Während der Partner oder die Partnerin uns eigentlich überall anfassen darf, existieren für alle anderen Menschen ganz klare Tabuzonen. Schon bei engen Freunden reduziert sich die Körperregion, in der wir gern angefasst werden, auf die Bereiche Schultern, Arme, Gesicht und Rücken. Berührungen in diesen Regionen werden auch von Mutter, Vater und Geschwistern akzeptiert. Weiter entfernte Verwandte und Bekannte sollen uns nur an den Armen und Händen berühren, Fremde ausschließlich an den Händen. Als wie angenehm wir die Berührung empfinden, hängt ebenfalls eng mit der emotionalen Nähe zusammen. Je näher wir jemandem stehen, als desto angenehmer empfinden wir dessen Berührung.

Die erwähnte Studie fragte auch nach den Situationen, in denen Berührungen überhaupt vorkommen. Am häufigsten berühren wir uns demnach bei der Begrüßung, knapp gefolgt vom Verabschieden. Emotional nahestehende Personen berühren wir außerdem, um ihnen positive Aufmerksamkeit zu schenken, um zu trösten oder zu beruhigen. Berührungen ohne Grund kommen eigentlich nur zwischen Partnern, Freunden und nahen Verwandten vor. Berührungen mit dem Ziel, dem anderen etwas Gutes zu tun, also mit der Absicht einer Liebkosung, gibt es fast ausschließlich zwischen Partnern, zu einem geringen Ausmaß auch zwischen Freunden.

Dabei müssen emotionale und körperliche Nähe nicht immer zusammenfallen. Zwar ist der Partner oder die Partnerin die Person, die am häufigsten und an den meisten Körperregionen berührt wird. Dies scheint logisch, da die Partnerbeziehung sich genau durch diese Besonderheit auszeichnet und sich so von einer Freundschaft unterscheidet: dass man auch eine besonders enge körperliche Beziehung zueinander hat. Trotzdem wird im Schnitt und insbesondere von Frauen die emotionale Bindung an eine Freundin oder die Mutter als stärker angegeben als die an den Partner. Körperlichkeit und Berührungen hängen insgesamt mit der empfundenen Nähe oder dem Status einer Beziehung zusammen, aber es handelt sich dabei um keine feste Regel. Es gilt nicht: Je näher du mir stehst, desto mehr kannst du mich berühren. Ebenso wenig bedeutet das Zulassen von Berührung zwangsläufig emotionale Nähe oder zeigt umgekehrt ein Mangel an Berührung fehlende Gefühle für den anderen an.

Wer uns wo berühren darf, hängt auch stark vom Geschlecht ab, vom Geschlecht des Berührten ebenso wie von dem des Berührenden. Frauen lassen insgesamt mehr Berührung zu als Männer. Allerdings gibt es für Frauen deutlichere Tabuzonen, besonders für entfernte Bekannte und Fremde. Umgekehrt existieren diese Tabuzonen für Männer nur für die Berührungen durch männliche Bekannte und Fremde. Für Berührungen von weiblichen Bekannten oder Fremden gibt es bei Männern hingegen keine absoluten Tabus. Eine ältere Studie aus den achtziger Jahren legt nahe, dass dieser Geschlechterunterschied nicht nur für das Zulassen von Berührung existiert, sondern auch dafür, wie eine solche Berührung von Fremden aufgefasst wird. Während die Teilnehmerinnen angaben, Berührungen durch männliche Fremde als unangenehm und als Eingriff in ihre Privatsphäre zu empfinden, mochten die männlichen Teilnehmer Berührungen von weiblichen Fremden ebenso gern wie von engen weiblichen Freunden. Wie die allermeisten Studien bezieht sich auch diese nur auf heterosexuelle Teilnehmer und lässt daher keine Schlüsse auf die Empfindungen von Menschen mit anderer sexueller Orientierung oder Identität zu. Auch verändern sich unsere kulturellen Normen rasant, so dass ältere Untersuchungen möglicherweise an Aussagekraft verlieren. Ein gutes Beispiel für diese Veränderungen ist, dass Berührungen unter Männern, die über ein Händeschütteln hinausgehen, früher oft als undenkbar angesehen wurden, vielleicht sogar als erschreckend. Junge Männer haben damit heutzutage deutlich weniger Probleme und berühren ihre männlichen Freunde eher als noch ihre Vater- oder Großvater-Generation.

Alle diese Studien untersuchen ihre Teilnehmer als Teil einer Gruppe – bei den berichteten Ergebnissen handelt es sich um Mittelwerte. Doch auch innerhalb einer Gruppe hat man es mit sehr unterschiedlichen Individuen zu tun. Unabhängig davon, ob männlich oder weiblich, ob Süd- oder Nordeuropäer, gibt es herzliche und distanziert oder kühl wirkende Menschen. Herzlichkeit hat immer auch eine leibliche Komponente. Jemand gilt als herzlich, wenn er oder sie öfters andere Menschen umarmt und berührt. Die Attribute «herzlich» und «körperlich distanziert» passen nicht recht zusammen. Wer immer höflich, nett und hilfsbereit ist, aber eine körperliche Unnahbarkeit ausstrahlt, gilt sicherlich als freundlich, aber kaum als herzlich. Herzliche Menschen zeigen offen ihre Zuneigung zu anderen – und das scheint auch für sie selbst von Vorteil zu sein: In einer Umfrage war diese Gruppe der Teilnehmer zufriedener, psychisch gesünder und hatte ein größeres Selbstvertrauen. Zudem gaben die herzlicheren Teilnehmer an, weniger gestresst, deprimiert und sozial isoliert zu sein als die Vergleichsgruppe körperlich distanzierter Teilnehmer. Das ist ein spannendes Ergebnis: Nicht nur, wer Zuneigung erhält, sondern auch, wer sie gibt, profitiert davon! Dabei handelt es sich um einen sich selbst verstärkenden Effekt. Wer zur Gruppe der herzlicheren Menschen zählte, befand sich im Durchschnitt in Beziehungen mit stabileren Bindungsmustern; er oder sie war insgesamt zufriedener mit seinen sozialen Beziehungen.

Nicht klar ist, ob jemand sich herzlicher zu seiner Umwelt verhält, *weil* es ihm oder ihr insgesamt besser geht, oder ob umgekehrt die herzliche Kommunikation mit den Mitmenschen dazu führt, *dass* es demjenigen besser geht. Naheliegend ist, dass beide Zusammenhänge vorhanden sind. Menschen, die deprimiert sind oder sich sozial isoliert fühlen, können sich womöglich selbst relativ einfach dadurch helfen, dass sie einem guten Freund die Hand auf den Arm legen oder jemanden liebevoll umarmen. Das erfordert, über den eigenen Schatten zu springen, wenn man zu den eher introvertierten und zurückhaltenden Charakteren gehört. Doch je öfter man dies tut und die eigenen Grenzen überwindet, desto leichter wird es fallen. Die positive Rückmeldung der anderen wird nicht ausbleiben, und diese ersten, kleinen Schritte zu mehr Herzlichkeit sich hoffentlich schnell verselbständigen.

# 5.
# Haustiere

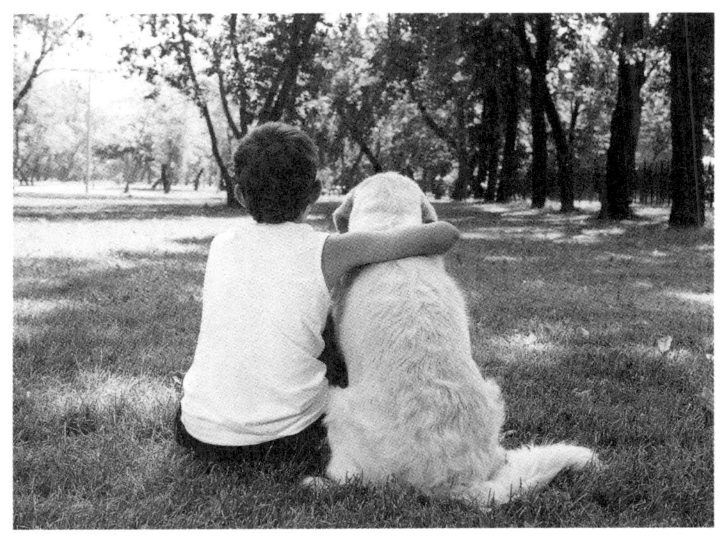

In meinem Leben haben Tiere schon immer eine bedeutende Rolle gespielt. Solange ich mich erinnern kann, habe ich mir ein Haustier gewünscht. Ein Hund, eine Katze, ein Pony – oder wenigstens ein Kaninchen! Leider hatte meine Mutter eine ausgeprägte Tierhaarallergie, so dass es bei Goldfischen und später Schildkröten blieb. Doch so gern ich meine beiden Landschildkröten Lord und Lauser auch hatte, irgendwie erfüllten sie nicht das Bedürfnis nach einem «richtigen» Haustier. Ein richtiges Haustier, das bedeutete für mich: ein Tier mit Fell, ein Tier zum Streicheln und Kuscheln. Später bekam ich dann wirklich ein eigenes Pferd, zu dem ich eine tiefe Zuneigung empfand. Das Pferd war mein Freund, in einer Art und Weise, wie es die Schildkröten niemals hätten sein können. Die Interaktion mit einem Pferd ist immer eine körperliche. Zwar reagieren Pferde auch auf Stimmen, doch am besten funktionieren Signale durch Berührungen. Auch untereinander kommunizieren Pferde vor allem durch Körperhaltung, Pferdegestik (die Haltung der Ohren beispielsweise) und Berührungen – wobei die natürlich oft eher unsanft sind. Die enge, emotionale Beziehung, die viele Pferdeliebhaber zu diesen Tieren haben, beruht auf körperlicher Interaktion. Man streichelt das Pferd, man klopft ihm lobend den Hals, man reitet auf ihm – all dies sind Empfindungen, die in erster Linie durch leibliches Spüren vermittelt werden. In unzähligen Pferdebüchern habe ich den Satz gelesen «Sie vergrub ihr Gesicht in der Mähne des Pferdes» – das Kuscheln, die körperliche Beziehung zum Tier hat etwas Tröstliches. Während Beziehungen zu anderen Menschen oft formell sind, kulturell eingeschränkt und somit körperlich distanziert, sind unsere Beziehungen zu Tieren nach wie vor stark durch Berührungen geprägt – und rufen besonders tiefe Emotionen und Gefühle von Nähe hervor.

Menschen haben schon seit Urzeiten Tiere gehalten, als Freunde, als Helfer, als Begleiter, als Beschützer. Früher überwog wohl noch der Helferaspekt, Hunde als Hütehunde, Pferde als Transportmittel, Katzen als Mäusefänger. Heutzutage haben wir Tiere in Haustiere und Nutztiere eingeteilt und diese Kategorien überlappen sich kaum. Während die Nutztiere in Massentierhaltung unter immer unnatürlicheren Bedingungen gehalten und produziert werden, haben die Haustiere einen unglaublichen evolutionären Vorteil erworben. Sie werden geliebt, umhegt und gepflegt, bekommen erstklassiges Futter und medizinische Versorgung. Nur wenige Tierarten fallen in eine Art Zwischenbereich, zum Beispiel Hasen, die wir manchmal als Haustier halten und manchmal essen, oder auch Pferde, die zwar Haustiere sind, aber auch gelegentlich gegessen werden oder im Sinne eines «Sportgeräts» doch auch eine Art Nutztier geblieben sind. Zu welcher Kategorie eine Tierart gehört, hängt stark von der lokalen Esskultur ab. Gerade bei Schweinen und Hunden wird dies deutlich: In der westlichen Welt herrscht eine große Aufregung darüber, dass in China Hunde gegessen werden, während es uns aber kaum zu stören scheint, dass wir jede Menge Schweinefleisch verzehren. Dabei sind Schweine und Hunde ähnlich schlau und Schweine könnten ebenso ein nettes Haustier abgeben. Sicher, manche Menschen halten sich auch Schweine als Haustiere, doch hatte das Schwein trotz seiner Intelligenz nicht denselben Erfolg wie der Hund. Ob das am mangelnden «Kuschelfaktor» liegt?

Es gibt schätzungsweise 30 Millionen Haustiere in Deutschland, davon sind ungefähr 13 Millionen Katzen und 8 Millionen Hunde. Andere Kleintiere machen ganze 6 Millionen aus, alles Weitere sind Vögel, Reptilien, Amphibien und Fische. Pferde gibt es in Deutschland ungefähr eine Million. Wer einen Hund oder eine Katze hat, sieht dieses Tier heutzutage in der Regel als Familienmitglied an. Die geliebten Tiere werden bestens umsorgt und nehmen einen besonderen Platz in unserem Herzen ein. Fast alle Kinder lieben Tiere. Wenn sie noch klein sind, wollen sie meist jeden vorbeilaufenden Hund oder jede Katze streicheln. Sie haben das starke Bedürfnis, das Fell eines Tieres zu berühren. Ebenso sehr lieben Kinder ihre Stoff-Kuscheltiere. Selbst mancher Erwachsener hat mehr oder weniger heimlich noch ein paar Kuscheltiere, die ihm ans Herz gewachsen sind. Das erinnert an die Experimente von Harlow, bei denen die Babyaffen am liebsten auf der kuscheligen, weichen Mutter saßen. Sich am Fell der Mutter anzuklammern ist überlebenswichtig für Affen. Ob wir wohl noch eine Art Urinstinkt in uns tragen, der dem Bedürfnis zugrunde liegt, fellige Tiere zu berühren? Möglich wäre es. Eine andere Erklärung ist, dass die Kommunikation mit Tieren im Wesentlichen über Berührungen verläuft. Im Fall der Nutztiere macht dies Sinn: Man streichelt beispielsweise ein erschrockenes Pferd, um es zu beruhigen. Doch was ist mit den Katzen? Die haben sich ja einen besonderen Platz im menschlichen Haus erobert. Früher hatten sie noch den Nutzen, dass sie Mäuse fingen; heutzutage sind sie meistens einfach nur noch da und lassen sich streicheln. Und wir Menschen lieben es, Katzen zu streicheln, die so weich sind und so schön schnurren. Katzen sind die Haustiere, die am meisten dafür geliebt werden, dass man mit ihnen kuscheln kann. Dabei geben sie gar nicht so viel zurück wie beispielsweise Hunde. Irgendwie ist es für uns eine bereichernde, eine belohnende Erfahrung, ein weiches Fell zu streicheln, ohne dass wir auf den ersten Blick etwas davon haben: Wir erlangen weder Futter noch Wasser noch einen Partner zur Fortpflanzung durch das Streicheln einer Katze. Andererseits macht es gerade aus der Sicht unserer evolutionären Entwicklung schon Sinn, dass das Berühren von Fell auf uns belohnend wirkt; schließlich hatten unsere Vorfahren vor nicht allzu langer Zeit selbst ein dichtes Fell. Nun hat sich das Bedürfnis, ein weiches

Fell zu streicheln, auf unsere Haustiere übertragen. Die Katze *lässt* sich streicheln, und derjenige, von dem sie sich streicheln *lässt*, ist stolz darauf, dass sie es zulässt. Dies ist ein anderer Aspekt, weshalb das Streicheln sich so gut anfühlt: Das Vertrauen eines Tieres zeigt sich darin, dass es sich vom Menschen berühren lässt. Man hat das Gefühl, etwas geschafft zu haben. Hat man ein Tier, das einem folgt – nicht weil es gehorcht, sondern weil es vertraut –, ist das auch so etwas wie der Nachweis, dass man ein guter und vertrauenswürdiger Mensch ist. Wenn Tiere wiederum ihre Zuneigung zu ihrem Menschen zeigen wollen, tun sie das auch über Berührung: Pferde reiben ihren Kopf an uns und stupsen uns mit ihren Nasen an, Katze streichen uns um die Beine, Hunde lecken uns ab.

Die emotionale Beziehung zu unseren Haustieren ist so stark, dass wir sie in der Not nicht zurücklassen – wie man in vielen Berichten über Naturkatastrophen lesen kann. Bei Wirbelstürmen oder Überschwemmungen ziehen es Menschen oft vor, bei ihren Tieren zu bleiben und ihr Leben zu riskieren, statt sich ohne die Tiere evakuieren zu lassen und in eine Notunterkunft zu begeben. Dies hat sogar dazu geführt, dass Haustiere und deren Mitrettung und Sicherheit als ein wichtiger Faktor in Notfallplänen für Naturkatastrophen gelten. Berichte und Videos von waghalsigen und mutigen Tierrettungen sind regelmäßig in den Medien oder in sozialen Netzwerken zu sehen. Da gibt es Menschen, die in reißende Flüsse steigen, um Hunde herauszuziehen, oder Feuerwehrmänner, die Entenküken aus der Kanalisation befreien. Die Begeisterung darüber und die hohe Wertschätzung unserer Haustiere steht in einem enormen Kontrast dazu, wie wir die Nutztiere im Rahmen von Massentierhaltung behandeln. Es besteht eine große emotionale Distanz zu diesen Lebewesen, sicherlich vor allem deswegen, weil wir mit ihnen in unserem Alltag wortwörtlich nicht *in Berührung* kommen.

## Heilsame Tiergesellschaft

Doch nicht nur die Tiere profitieren von ihrer Position als Haustier, auch auf die Menschen, die sich ein Haustier halten, hat dies positive Auswirkungen. Tiere können eine heilende Wirkung auf ihre Besitzer haben. Viele Menschen erleben ihr Tier als einen Vertrauten und Freund. In einer großen Studie wurden Patienten mit Krebs zu ihren Haustieren befragt. Der Teil der Patienten, der Haustiere hatte, war insgesamt weniger gestresst. Die Patienten empfanden ihre Tiere als emotionale Stütze während der Krebstherapie, nicht etwa als zusätzliche Belastung. Auch für ältere Menschen, insbesondere solche mit Demenz oder psychiatrischen Problemen, ist das Halten eines Haustieres von Vorteil. Mehrere Untersuchungen belegen das. Die Haustierbesitzer haben einen niedrigeren Blutdruck, nehmen weniger Antidepressiva und sind insgesamt körperlich fitter. Auch schätzen sie ihre Lebensqualität höher ein und sind emotional stabiler. In einer alternden Gesellschaft, die immer mehr alte Menschen zu versorgen hat, kommt Haustieren eine wichtige Funktion zu. Gerade für Menschen, die in Heimen versorgt werden, könnten Tiere eine große Rolle spielen. Kontakt zu Tieren hat viele positive psychologische Auswirkungen: Die Senioren fühlen sich besser, sind weniger aggressiv, depressiv oder einsam. Bei älteren Menschen mit psychiatrischen Problemen kommt es immer wieder zu Mangelernährung – sogar hier können Haustiere helfen. Eine Studie fand, dass Heimbewohner, die zur Essenszeit neben einem Aquarium saßen, mehr Nahrung zu sich nahmen und weniger Gewicht verloren als diejenigen, die keine Fische betrachten konnten.

Die positive Wirkung des Kontakts mit Tieren beschränkt

sich aber keineswegs nur auf Krebspatienten und Senioren. Es gibt Berichte über Menschen im Koma, die auf Berührungen durch ihr Tier hin Reaktionen zeigten, über Kinder, die nach traumatischen Erfahrungen nicht mehr kommunizierten und nach der Interaktion mit einem Tier wieder ansprechbar waren, und sogar über Gefängnisinsassen, die nach dem Kontakt mit Tieren ruhiger und entspannter wurden. Die Gesellschaft von Tieren unterstützt den Heilungsprozess nach Operationen, verringert chronische Schmerzen und hilft bei Herz-Kreislauf-Problemen. Menschen mit Erkrankungen des Herzens haben ein vierfach reduziertes Sterberisiko, wenn sie einen Hund halten.

Häufig lassen sich die positiven Folgen der Tierhaltung auf die erhöhte körperliche Aktivität der Besitzer zurückführen: Hundehalter beispielsweise laufen um 400 bis 500 Prozent mehr als Menschen ohne Hund im Haushalt. Doch es gibt auch zahlreiche andere Zusammenhänge, die tatsächlich auf die Interaktion durch Berührungen zurückzuführen sind. Dem Streicheln von Katzen, genauer gesagt ihrem Schnurren, wenn sie gestreichelt werden, wird eine solche heilsame Wirkung nachgesagt. Katzen schnurren mit Vibrationen zwischen zwanzig und hundertvierzig Hertz. Diese Vibrationen helfen bei Verletzungen, Schwellungen und bei rheumatischen Erkrankungen. Sie stärken die Knochen, wirken beruhigend und senken die Herzfrequenz. Dies könnte erklären, weshalb Katzenbesitzer ein bis zu vierzigfach reduziertes Risiko für Herzinfarkte haben. Sogar bei Atemproblemen kann das Schnurren helfen.

## Tiergestützte Therapie

Die tiergestützte Therapie in Fällen von psychologischen und psychiatrischen Erkrankungen wurde erstmals von Boris Levinson in den 1960er Jahren konzeptualisiert. Doch der positive Einfluss von Tieren auf einen Patienten war schon vorher bekannt. So wurde Sigmund Freud, nachdem er im Alter seine Tierliebe entdeckte, in seinen Therapiesitzungen regelmäßig von seinem Hund Jofi begleitet. Die Therapeutin Lois Abrams beschreibt ihre Erfahrungen mit Hunden in der Therapie in ihrem Artikel «Vierbeiniger Therapeut. Mein Hund ist mein Co-Therapeut». Der Co-Therapeut hört in diesem Fall auf den Namen Romeo und ist ein Spaniel. «Nach einer viermonatigen Behandlung schienen wir an eine unüberwindbare Stelle gekommen zu sein. Schließlich sagte ich dem Paar, dass ich das Gefühl hatte, stecken geblieben zu sein. Es musste etwas geben, was noch nicht zur Sprache gekommen war. Romeo begrüßte dieses Paar immer, wenn sie kamen, und leckte die Hand des Mannes … Wenige Sekunden nachdem ich angemerkt hatte, dass etwas fehlte, stand Romeo von seinem Platz auf, und lief schnell zu diesem Mann. Romeo stand bei seinem Bein und bettelte darum, gestreichelt zu werden. Der Mann beugte sich vor und streichelte Romeo, während Tränen seine Wangen hinunterliefen. Wir waren alle für einige Minuten still, bevor der Mann, während er noch immer Romeo streichelte, über seinen Emotionen und Ängste in der Paarbeziehung zu sprechen begann. Bis zu dieser Therapiesitzung hatte er noch nie vor seiner Partnerin geweint. Seine Verteidigungsmauer war von dem nichtbedrohlichen und anregenden Hund durchbrochen worden.»

Tiere können in der Psychotherapie eine Art Unterstützerrolle einnehmen, besonders auch während Spiel-Sessions mit jungen Patienten. Kinder identifizieren sich oft mit dem Tier; seine Anwesenheit erweitert ihren Ausdrucksspielraum. Kinder, die traumatisiert sind, müssen neues Vertrauen fassen und neue Bindungen aufbauen. Manchmal gelingt ihnen das bei einem Tier leichter als bei einem Menschen. Das hat verschiedene Gründe: Zwischen einem traumatisierten Kind und einem Therapiehund herrscht kein Hierarchiegefälle. Der Therapiehund hat keinerlei Vorurteile oder Erwartungen an das Kind, so dass das Kind sich leichter auf ihn einlassen kann. Und allem voran: Die nonverbale Kommunikation mit einem Tier ist oft einfacher und weniger zielgerichtet als die mit einem erwachsenen Therapeuten.

Der Einfluss, den Tiere auf unser Wohlergehen haben, lässt sich sogar auf physiologischer Ebene messen. Nach einer positiven Interaktion mit einem Hund sinken beispielsweise der Blutdruck und das Cortisollevel, also die Menge an Stresshormonen im Blut. Hingegen steigt die Menge an Oxytocin – bekannt als das Binde- oder auch Liebeshormon – an, und zwar sowohl beim Menschen als auch beim Hund, ebenso die Menge an Endorphinen, gemeinhin bekannt als Glückshormon. Das Gleiche zeigt sich auch bei traumatisierten Kindern; deren Stresslevel sinkt während des Streichelns eines Hundes deutlich. Das ist nicht nur auf einen Placebo-Effekt zurückzuführen oder womöglich darauf, dass sie überhaupt eine positive Interaktion erleben; denn das Cortisollevel war deutlich niedriger, wenn die Kinder den echten Hund streichelten, als wenn sie mit einem Stoffhund spielten oder mit einem freundlichen Menschen interagierten. Auch als Ergänzung zur Schmerztherapie hat sich der Einsatz eines Hundes als sinnvoll erwiesen: Kinder, die im Krankenhaus behandelt wurden und aus unterschiedlichen Gründen unter Schmerzen litten, bewerteten diese als weniger schlimm, nachdem sie Besuch von einem Hund erhalten hatten. Möglicherweise hängt dies mit der Ausschüttung der Endorphine zusammen; Endorphine sind körpereigene Morphine und können eine schmerzlindernde Wirkung haben.

Am bekanntesten ist wohl der Einsatz von Tieren in der Behandlung von autistischen Kindern und Jugendlichen. Der Erfolg dieser Methode wurde in vielen Studien belegt. So zeigt sich beispielsweise, dass autistische Kinder stärker mit einem Hund interagieren als mit Menschen oder Spielsachen und dass sie im Beisein eines Hundes mehr sprechen. Nicht nur Hunde, auch Pferde und Esel werden besonders erfolgreich in der Therapie von autistischen Kindern eingesetzt. Die Interaktion mit einem Pferd und therapeutisches Reiten verstärken das Interesse an sozialer Interaktion.

Pferde sind Flucht- und Herdentiere und somit besonders sensibel für Signale aus ihrer Umwelt. Zahlreiche Berichte beschreiben, dass Pferde im Umgang mit Kindern oder Patienten besonders sensibel und vorsichtig sind. Sie vermitteln ein Gefühl von Sicherheit, emotional wie körperlich, das ein Therapeut nicht so leicht herstellen kann. Gleichzeitig reagieren die Therapie-Pferde direkt und unvermittelt auf Stimmungen und Verhaltensweisen des Menschen, wodurch die kleinen Patienten mehr über sich selbst und die eigenen Gefühle lernen können. Um erfolgreich und nonverbal mit dem Pferd zu kommunizieren, braucht man Selbstbewusstsein und ein Gefühl für den eigenen Körper, die Körperhaltung und die eigene Gestik. All das können Patienten, etwa Kinder und Jugendliche mit Depressionen oder Angststörung, aber natürlich auch Gesunde im Umgang mit Pferden lernen.

Es wird spekuliert, dass diese positiven Effekte mit der Ausschüttung von Oxytocin während der Interaktion mit dem Tier zu tun haben. Doch weshalb sie speziell durch eine tiergestützte Therapie hervorgerufen werden, ist noch unklar. Möglicherweise fällt es gerade psychiatrischen Patienten und Kindern leichter, eine Beziehung zu einem Tier aufzubauen, die auf Berührungen basiert und nicht auf Sprache. Während die klassische Psychotherapie eine Gesprächstherapie ist, kann das Tier einen Komplizen darstellen, mit dem man nicht sprechen muss. Dass das gerade bei jungen Patienten von Vorteil sein kann, geht aus der Aussage einer Therapeutin hervor, die mit Pferden arbeitet: «Jugendliche gehören zu einer Altersgruppe, in der viele nicht gern sprechen möchten, sondern lieber etwas tun. Die ganze Entwicklung, eigene Entscheidungen treffen wollen und Dinge selbst tun ... Ich glaube, es ist ein bisschen befreiend für sie, dass sie rausgehen können und auf verschiedenen Wegen, ein Problem zu lösen, experimentieren können ... Wir geben ihnen den Raum und die Erfahrung, dies zu machen ...» Die Interaktion mit dem Tier ist eine *richtige* Erfahrung, alle Aktionen, jede kleinste Bewegung und Berührung hat Konsequenzen. Zugleich erleben die Kinder und Jugendlichen eine umfassende Stimulation all ihrer Sinne. Für einen Jugendlichen, der seine Nachmittage in der Regel mit Computerspielen oder dem Ansehen von YouTube-Videos verbringt, kann dies eine enorm wichtige Erfahrung sein. Gerade der Tastsinn, das leibliche Spüren wird dabei ja stark vernachlässigt. Zwar kommt es zu einer pausenlosen und intensiven Stimulation des Seh- und Hörsinns, doch Berührungen spielen kaum eine Rolle. Auch die tatsächlichen Folgen einer Handlung sind eine entscheidende Erfahrung: Man kann nicht einfach neu starten oder zum letzten Speicherpunkt zurückkehren, wenn man das Pferd durch lautes Sprechen und unruhige Bewegungen erschreckt hat, sondern muss sich mit den Konsequenzen des eigenen Handelns auseinandersetzen, beruhigend sprechen, streicheln. Nicht nur für Patienten, sondern für alle Kinder und Jugendliche, deren Gehirne sich gerade erst entwickeln, hat der Umgang mit Tieren einen hohen Wert. Die Folgen einer möglichen Unterstimulation des Berührungssinns in unserer modernen, technisierten Welt für die Gehirnentwicklung ist noch völlig unerforscht – und könnte drastisch sein.

Und noch eine wichtige Anmerkung zum Schluss: Wer nach der Lektüre dieses Kapitels zu Hause den lieben Bello besonders viel streichelt, um in den Genuss der vielen Gesundheitsvorteile zu kommen, der kann das beruhigt tun: Hunde lieben es, gestreichelt zu werden. Sie ziehen liebevolle Berührungen lobenden Worten, ja sogar Leckerlis vor. Und auch bei ihnen sinken dabei Herzfrequenz und Blutdruck. Der gesundheitliche Vorteil ist also beidseitig.

# 6.
# Liebe, Sex und Zärtlichkeit

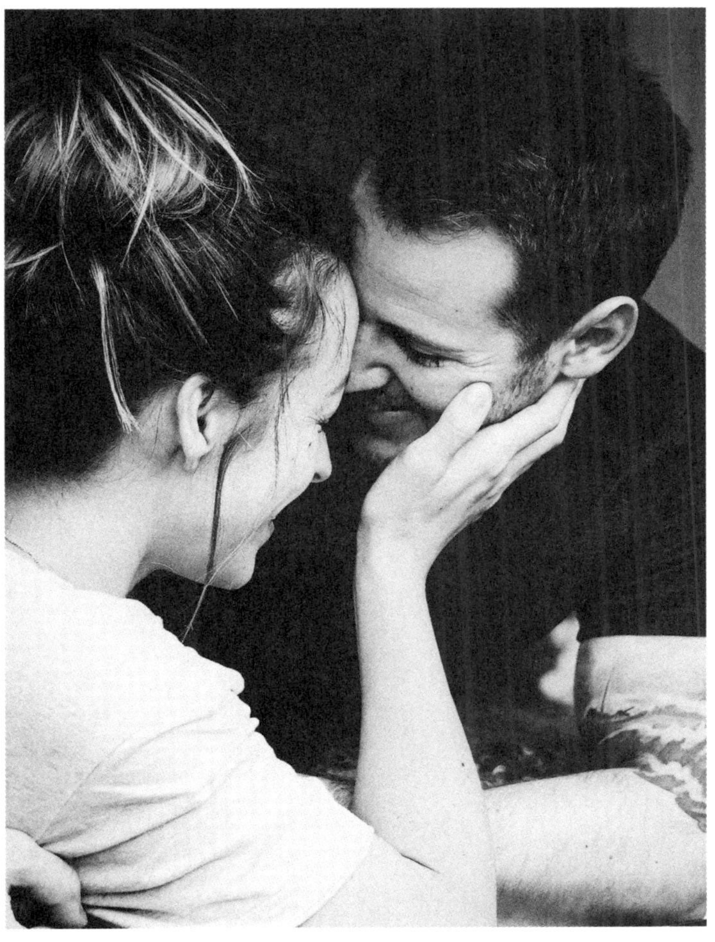

Wer erinnert sich nicht an seinen ersten Kuss? Nicht an irgendeinen unangenehmen, spitzlippigen oder gar feuchten Schmatzer beim Flaschendrehen, sondern den ersten Kuss mit jemandem, in den man richtig verliebt war. An die Aufregung und das Bauchkribbeln und das Glücksgefühl. Genauso wie die erste sexuelle Erfahrung ist der erste Kuss etwas, das sich ins Gedächtnis einbrennt und nicht von all den Tausenden Küssen, die diesem ersten folgen, überschrieben wird (und dass obwohl die späteren Küsse höchstwahrscheinlich besser sind als der erste). Diese leiblichen Erfahrungen sind oft Wendepunkte in einer Beziehung, Ereignisse, die das Verhältnis der Partner neu definieren.

Marie erinnert sich genau an ihren ersten Kuss mit Alexander. Die beiden hatten einen langen gemeinsamen Spaziergang unternommen. Danach saßen sie auf Alexanders Couch und sahen einen Film. Sie alberten herum, sahen sich in die Augen, rückten immer näher zueinander hin und küssten sich das erste Mal. Es bedurfte keiner großen Verliebtheitserklärung mit Worten. Die leibliche Geste, der erste Kuss, hatte beiden klargemacht, dass sie Interesse aneinander hatten und mehr Zeit miteinander verbringen wollten. Marie denkt gern an diese erste Zeit ihrer Beziehung mit Alexander. Besonders im Gedächtnis geblieben ist ihr, wie aufregend alles war und wie ausgesprochen wohl sie sich gefühlt hat. Eine Art leibliche Erinnerung. Oft lagen sie den ganzen Tag im Bett, kuschelten, schauten Filme, küssten sich lange und ausgiebig und hatten natürlich viel Sex. Nach drei Jahren nun haben sich diese Sonntage stark verändert. Meistens ist irgendetwas geplant: Brunch, ein Museumsbesuch, gemeinsame Freunde treffen. Der Beziehungsalltag ist eingekehrt und lässt wenig Raum für die Zweisamkeit, für das gemeinsame Nichtstun. Wenn die beiden doch mal einen längeren Vormittag gemeinsam im Bett verbringen, wird Marie schnell unruhig und auch Alexander scheint ständig etwas erledigen zu wollen, statt die gemeinsame Zeit zu genießen. Sie sprechen darüber. Das ist normal, sagen sie sich. Das geht doch allen so, beschwichtigen sie die unguten Gefühle. Die Zeit der stürmischen Gefühle ist eben nach ein, zwei Jahren vorbei, jetzt ist alles pragmatischer.

Sie streiten sich auch mehr. Kleinigkeiten, doch je mehr sie darüber diskutieren, desto distanzierter fühlt sich ihre Beziehung an. Marie ist abends schlecht gelaunt, denn sie ist gestresst von der Arbeit und fühlt sich in ihrem Ärger über die Kollegen von Alexander nicht ernst genommen. Alexander mag es nicht, dass sie ihren Ärger bei ihm ablädt. Er möchte lieber etwas anderes besprechen. So hat er das Gefühl, sie könnte ruhig öfter den Geschirrspüler einräumen, er mache das immer, und das sei nicht fair. Keiner hat Lust, dem anderen irgendwelche Zärtlichkeiten zukommen zu lassen. Und wenn sie dann beide mit einem gewissen Groll ins Bett gehen, schlafen sie voneinander abgewandt, jeder auf seiner Seite des Bettes.

Das läuft schon seit Monaten so. Nach einem halben Jahr fühlen sich beide so unzufrieden, dass sie beschließen, gemeinsam eine Beratung aufzusuchen. Hier werden sie von den Fragen des Beraters überrascht. Er erkundigt sich nicht nach den Themen ihrer Streitigkeiten, er möchte nicht wissen, wer sich wann vom anderen unfair behandelt oder zurückgesetzt gefühlt hat. Er fragt vielmehr nach ihren Beziehungsritualen. Danach, wie sie ihre Zeit miteinander verbringen, wie oft sie sich küssen, Sex haben, miteinander kuscheln. Er fragt, ob ihre körperliche Beziehung unter den Streitereien leidet. Und erklärt, dass Paare, die zwar viel streiten, sich danach aber wieder theatralisch mit Umarmungen, Küssen und Liebkosungen versöhnen, viel zufriedener mit ihrer Beziehung sind als Paare, bei denen Streits zu körperlicher Distanz führen. Er gibt den beiden eine Hausaufgabe: sich in den nächsten Wochen gezielt Zeit zu nehmen, einander zu küssen, zu streicheln oder auf andere Weise ihre Zuneigung durch körperliche Signale auszudrücken. Danach möchte er noch einmal mit ihnen sprechen und sehen, ob diese kleine Intervention etwas geändert hat.

## Zufriedenheit in der Liebesbeziehung

Während die psychologische und neurowissenschaftliche Forschung den Effekten und der Verarbeitung von Berührungen zwischen Freunden oder Fremden in Alltagssituationen bisher wenig Aufmerksamkeit geschenkt hat, gibt es deutlich mehr Studien zu Berührungen zwischen Partnern und im sexuellen Kontext. Dabei zeigt sich, dass Häufigkeit und Qualität der körperlichen Beziehung mit der Zufriedenheit in einer Liebesbeziehung zusammenhängen. Diese Erkenntnis stammt aus Studien, die Teilnehmer nach ihren Gewohnheiten, der Häufigkeit und Qualität der Berührungen und nach der Zufriedenheit mit der Beziehung befragten. Ein naheliegender Einwand könnte sein, dass dies kein einseitiger Zusammenhang ist. Alexander berührt Marie weniger, deshalb fühlt sie sich ungeliebt und ist mit der Beziehung unzufrieden. Natürlich bedingen sich diese beiden Aspekte gegenseitig: Wenn Marie mit der Beziehung unzufrieden ist, schenkt sie Alexander entsprechend weniger positive Aufmerksamkeit, unter anderem also weniger Liebkosungen. Das wiederum führt zu noch mehr Unzufriedenheit. Doch bietet diese Erkenntnis auch eine einfache Möglichkeit, den Kreislauf zu durchbrechen. Genau das passiert, wenn die beiden ihre «Hausaufgabe» erfüllen und sich bewusst Zeit nehmen, einander zu umarmen und küssen. Sich drücken, den anderen riechen, die Körperwärme des anderen spüren – und auf einmal lösen sich die inneren Anspannungen. Es kostet Überwindung, nach einem Streit den ersten Schritt auf den anderen zuzugehen und ihn oder sie zu umarmen – unter anderem aus der Angst vor Zurückweisung, wenn der Partner oder die Partnerin noch wütend ist. Doch wahrscheinlich kann jeder aus eigener Erfahrung sagen: Es hilft! Man atmet auf, Kleinigkeiten, über die man gerade gestritten hatte, erscheinen wieder als die Kleinigkeiten, die sie eigentlich sind. Die innere Anspannung fällt von einem ab und damit – nicht immer, aber oft – auch der Ärger.

Ebenso wie im freundschaftlichen Kontext haben zwischenmenschliche Berührungen auch im Rahmen einer Liebesbeziehung eine beruhigende Wirkung, und diese lässt sich sogar messen: Berührungen durch den Partner können die Herzfrequenz und den Blutdruck reduzieren. Die Menge des Stresshormons Cortisol im Blut lässt sich durch Berührungen des Partners verringern, und zwar nicht nur rückwirkend, sondern sogar auch, wenn die Berührung vor dem Stress erregenden Ereignis auftritt. Berührungen durch den Partner sind sogar effektiver als eine positive Interaktion, die rein sprachlich und ohne Berührungen abläuft. Damit Marie sich weniger über die Kollegen ärgert, sollte Alexander sie also am besten ein Weilchen drücken und streicheln, bevor sie das Haus verlässt, das schenkt Gelassenheit für den kommenden Tag.

Wie der Berührungsreiz interpretiert und vom Gehirn verarbeitet wird, hängt davon ab, wer uns berührt. Im Kapitel «Freundschaft» haben wir bereits gesehen, dass das Zulassen und Genießen von Berührungen eng mit der emotionalen Beziehung zum Berührenden zusammenhängt. Das liegt nicht etwa daran, dass Menschen, die uns nahestehen, uns besonders liebevoll anfassen und die Berührung daher als angenehmer empfunden wird. Viel mehr beeinflusst unser Wissen darüber, wer uns streichelt und liebkost, die Verarbeitung der Berührung im Gehirn – etwa als wie angenehm wir sie wahrnehmen. In einem eleganten Versuchsaufbau konnte eine Gruppe von Forschern aus den Niederlanden dies zeigen. Hier wurden männliche heterosexuelle Versuchsteilnehmer mit zwei Versuchsleitern bekannt gemacht: einer attraktiven jungen Frau und einem jungen Mann mit durchschnittlichem Äußeren. Dann wurden die Teilnehmer am Bein gestreichelt, während sie im Magnetresonanztomographen lagen. Währenddessen sahen sie ein Video, das zeigte, wie sich entweder die junge Frau oder der junge Mann neben den Scanner stellte und den Arm zum Streicheln ausstreckte. Gleichzeitig spürten sie, wie sie tatsächlich gestreichelt wurden. Die Teilnehmer bewerteten die Streicheleinheiten der Frau als deutlich angenehmer als die des Mannes. Unterschiede zeigten sich auch darin, wie das Gehirn der Teilnehmer auf den Reiz reagierte: Während der Streicheleinheiten, die der jungen Frau zugeschrieben wurden, war der primäre somatosensorische Kortex stärker aktiv als während der männlichen Liebkosungen. Die Teilnehmer *glaubten* lediglich, dass sie von zwei unterschiedlichen Menschen gestreichelt wurden. Tatsächlich aber verabreichte nur die weibliche Versuchsleiterin die Streicheleinheiten – und sie selbst wusste nicht, ob der Teilnehmer gerade Bilder von ihr oder von ihrem männlichen Kollegen sah. Alle Unterschiede in der Wahrnehmung und der neurologischen Verarbeitung der Liebkosung beruhten einzig und allein auf den *Glauben* der Teilnehmer, von zwei unterschiedlichen Menschen berührt zu werden. Neurowissenschaftlich gesehen ist dieses Ergebnis zusätzlich deshalb interessant, weil der primäre somatosensorische Kortex – wie der Name schon sagt – eigentlich für die ersten Verarbeitungsschritte eines Berührungsreizes zuständig ist – zumindest ging man bisher davon aus. Für alle unsere «fünf Sinne» (also Sehen, Riechen, Schmecken, Hören, Tasten) existieren diese primären Verarbeitungsregionen. Die Lehrbuchmeinung ist, dass im primären somatosensorischen Kortex das Signal des entsprechenden Sinneskanals verarbeitet und danach in die sekundären Regionen des jeweiligen Sinnes weitergeleitet wird, um dann in dem sogenannten Assoziativkortex mit den anderen Sinneseindrücken zu interagieren. Die soeben beschriebene Studie fand aber, dass die Aktivierung eines solchen primären Verarbeitungsbereichs bereits durch den visuellen Input und die Annahme, wer gerade streichelt, verändert wird. Wie wir bereits gesehen haben, ist es sogar gut möglich, dass das Wissen darüber, wer uns berührt, die Verarbeitung des Berührungsreizes schon auf der Ebene des Rückenmarks beeinflusst.

Auch in einer Liebesbeziehung ist nicht jede Berührung automatisch intim, sexuell motiviert. Viele Berührungen ähneln denen einer guten Freundschaft und können andere Funktionen haben: den Ausdruck von Wertschätzung etwa oder der Zusammengehörigkeit. Die Häufigkeit, mit der sich Paare berühren, verändert sich meistens im Verlauf der Beziehung, Marie und Alexander sind da keine Ausnahme. Am Anfang, während der Kennenlernphase, nimmt sie stetig zu, nach ungefähr ein oder zwei Jahren werden die Berührungen dann wieder weniger. Wie wir schon gesehen haben, hängt jedoch die Zufriedenheit in der Beziehung eng mit der Häufigkeit von Berührungen zusammen. Hier bietet sich den Paaren eine wundervolle und unkomplizierte Möglichkeit, die Zufriedenheit mit ihrer Beziehung und die emotionale Nähe zum Partner auch nach der ersten «Honeymoon»-Phase, der Zeit des Hals-über-Kopf-Verliebtseins, aufrechtzuerhalten – indem sie sich bewusst wieder öfter berühren. Gerade die kleinen, alltäglichen Liebkosungen gehen in einer längeren Beziehung unter. Doch lassen sie sich auch leicht wieder in den Beziehungsalltag einbauen. Dem Partner die Hand auf den Arm legen, sich umarmen, den anderen streicheln, sich richtig, nicht nur flüchtig zur Begrüßung und zum Abschied küssen – das dauert bloß Sekunden und hat eine enorme Wirkung.

Marie und Alexander schrecken erst einmal vor der Vorstellung zurück, sich geplant zu umarmen, zu küssen und Sex zu haben. Es mag unromantisch klingen, wenn man nicht spontan, sondern nach Absprache Liebkosungen teilt. Doch wie bei allen Tätigkeiten, die man sich aneignen möchte, bedarf es anfangs einer Planung, bevor die Aktivität zur Gewohnheit wird. Wer regelmäßig Sport machen möchte, muss sich dafür zunächst Termine in den Kalender schreiben, bevor nach einer Weile eine Gewohnheit daraus geworden ist, so dass sich ein regelrechtes körperliches Bedürfnis nach Bewegung einstellt. Es mag unromantisch sein, darüber zu sprechen, sich jeden Morgen einen langen Abschiedskuss zu geben. Na und? Eine längere Beziehung ist voller unromantischer Ereignisse. Es gibt keinen Grund, den leiblichen Aspekt einer Liebesbeziehung nur als wertvoll zu erachten, wenn sich die Interaktion spontan und aus einer Emotion heraus ereignet. Und wie bereits beschrieben, stellen sich die passenden Emotionen auch schnell ein, wenn es erst einmal zu den entsprechenden Berührungen kommt.

Marie und Alexander lassen sich überzeugen und besprechen gemeinsam, in welchen Situationen sie sich mehr Leiblichkeit wünschen und wann sich die körperliche Beziehung mit dem Alltag verflechten lässt. Schnell wird ihnen klar, dass es viele Möglichkeiten und Zeitfenster gibt, in die ein Kuss, eine Umarmung, Kuscheln oder Sex gut hineinpassen. Gerade ein intensiver Abschiedskuss am Morgen und ein längerer Moment liebevoller Interaktion, wenn sie nach der Arbeit nach Hause kommen, sind beiden wichtig. Sie wollen sich nicht zu viel vornehmen, sie möchten nicht gleich einen ganzen Wochenplan für jeden Kuss, jede Umarmung und jedes Mal Sex erstellen. So beschließen sie, es erstmal mit einigen Wochen verabredeten Küssens zu versuchen.

Anfangs fühlen sie sich albern. Sie lachen, während sie sich an einem intensiven Abschiedskuss versuchen, und fühlen sich ein wenig wie Teenager. Doch allein schon das gemeinsame Lachen schafft erste positive Gefühle von Nähe und sorgt für einen guten Start in den Tag. Es fällt Marie und Alexander nicht schwer, das Arrangement eine Woche durchzuhalten. Und so langsam gewöhnen sie sich an ihre neues Abschiedsritual. Als Marie es einmal besonders eilig hat und sie Alexander, der noch unter der Dusche steht, nur ein kurzes «Tschüss» zuwirft, fehlt ihr der Moment den ganzen Tag. Abends fallen sie einander um den Hals und küssen sich umso stürmischer.

Ein Kuss ist eine Art Sonderform der Berührung, nämlich eine Berührung der Lippen. Insofern können wir ähnliche positive Effekte wie von anderen zärtlichen Berührungen auch von Küssen erwarten. Bereits nach drei Wochen, bei ihrem nächsten Beratungstermin, wirken Marie und Alexander wie ausgewechselt. Während des Gesprächs sitzen sie näher beieinander, berühren einander regelmäßig liebevoll, sie halten sich an den Händen und sehen einander öfter an. Allein schon die Kussroutine hat bei den beiden viel bewirkt.

Die Erfahrungen von Marie und Alexander sind kein Ausnahmefall, sondern entsprechen den Ergebnissen einer Studie von Kory Floyd von der Arizona State University. Hier bekam eine Gruppe von Paaren die Anweisung, sich in den kommenden sechs Wochen häufiger und länger zu küssen als gewöhnlich. Die Vergleichsgruppe wurde ebenfalls nach ihrer Beziehung befragt, so dass der Effekt nicht allein darauf zurückzuführen war, dass die Paare über ihre Beziehung reflektierten. Nach sechs Wochen zeigte sich, dass häufigeres und längeres Küssen zu mehr Zufriedenheit in der Beziehung geführt hatte und die Paare sich insgesamt weniger gestresst und weniger deprimiert fühlten. Dieser positive Effekt wurde zusätzlich belegt durch verringerte Mengen des Stresshormons Cortisol im Blut der Viel-Küsser. Erhöhte Cortisollevel, das physiologische Pendant für chronischen Stress, hängen mit einem höheren Risiko für

Herz-Kreislauf-Erkrankungen und Depression zusammen. Es hilft also nicht nur der Beziehung, sondern auch allgemein der Gesundheit, sich viel zu küssen.

Die Ergebnisse dieser Studien sind eindeutig: Wer sich mehr küsst, fühlt sich besser. Ob dies nun darauf zurückzuführen ist, dass man sich mehr geliebt fühlt und die Beziehung als stabiler empfindet, oder möglicherweise darauf, dass Küsse einen direkten Effekt auf den Hormonhaushalt haben und unmittelbar das Stresshormon Cortisol beeinflussen können – die Ursache ist noch unklar. Doch die positiven Effekte sind eindeutig.

## Erotik

Aber nicht nur Küsse spielen eine besondere Rolle in Liebesbeziehungen. Berührungen aller Art können als erotisch und intim empfunden werden, wenn sie nur von der richtigen Person kommen und in einem gewissen Kontext stattfinden. Dieser Kontext muss nicht ein romantisch ausgeleuchtetes Schlafzimmer sein. Wir wissen alle, dass ein eindeutiger Blick ausreichen kann, um aus einer zufälligen Berührung im Vorübergehen einen erotischen Moment zu machen. Wie wir bereits gesehen haben, hängt unser Empfinden außerordentlich stark von der jeweiligen Situation ab. So kann eine Berührung im klinisch-professionellen Kontext beim Arzt keinerlei Effekt auf uns haben, doch genau derselbe physikalische Reiz, ausgelöst von einer begehrten Person, führt zu Schmetterlingen im Bauch. Alle Bereiche der Erotik, alle Phasen des sexuellen Kontaktes hängen eng mit Berührungen zusammen. Berührung ist dabei nicht nur Ausdruck von Begehren; manchmal löst die unwillkürliche Berührung das Begehren überhaupt erst aus.

Haben nun zwei Verliebte in einer intimen Situation zueinandergefunden, geschieht etwas Spannendes: Die sexuelle Erregung verändert offenbar die Empfindsamkeit der Haut. So konnte eine Studie zeigen, dass das Betrachten einer erotischen Filmszene die Wahrnehmungsgrenze für verschiedene Vibrationsreize herabsetzte. Allerdings nahmen an dieser Studie nur Männer teil. In einer ähnlichen Studie mit Frauen fand sich dieser Effekt nicht; jedoch veränderte auch bei weiblichen Teilnehmern das Maß an sexueller Erregung, als wie angenehm Berührungen empfunden wurden. Entgegen allen Erwartungen erbrachten Studien bisher jedoch keine eindeutigen Ergebnisse darüber, ob die Stimulation der primären Geschlechtsorgane mit einer Aktivierung subkortikaler Belohnungszentren im Gehirn in Zusammenhang steht. Erotische Bilder, Filmszenen und sogar Gerüche aktivieren das ventrale Striatum und die Amygdala, die direkte sexuelle Stimulation jedoch nicht immer. Vieles weist jedoch darauf hin, dass insbesondere das Striatum verstärkt für die Motivation zuständig ist, eine Belohnung zu erlangen, und nicht für das Belohnungsgefühl selbst. Erotische Bilder und Gerüche rufen ein Begehren hervor, ein «Wollen», und das sehen wir in dieser Aktivität des Striatums.

Eine Studie aus dem Jahr 2009 verglich die Gehirnaktivitäten von Männern und Frauen, während sie von ihren Partnern sexuell berührt wurden. Bei beiden Geschlechtern fand sich Aktivität im somatosensorischen Kortex, was nicht verwunderlich ist, da dieser Bereich im Gehirn für die primäre Verarbeitung von allen taktilen Sinneseindrücken zuständig ist. Dies war allerdings die einzige Gemeinsamkeit. In der Aktivität anderer Bereiche unterschieden sich Männer und Frauen. So waren bei Männern verstärkt Regionen des visuellen Systems aktiv – die dann involviert sind, wenn man sich etwas vorstellt. Dies entspricht der Beobachtung, dass Männer ein größeres Interesse an visuellen sexuellen Reizen haben. Bei den Teilnehmerinnen hingegen wurde vermehrte Aktivität in jenen Regionen des parietalen Kortex gemessen, die verschiedene Sinne integrieren und die Aufmerksamkeit steuern. Allerdings fanden sich diese Unterschiede zwischen den Geschlechtern nur für die Phase *vor* dem Orgasmus. Während des Orgasmus unterschieden sich männliche und weibliche Gehirne kaum: Bei beiden Geschlechtern zeigten sich Aktivitäten im Kleinhirn und eine Deaktivierung im präfrontalen und temporalen Kortex. Der präfrontale und der temporale Kortex sind Teile des sogenannten Neokortex, also jenes Bereichs des Gehirns, der entwicklungsgeschichtlich relativ neu und besonders bei uns Menschen stark vergrößert und entwickelt ist. Insbesondere der präfrontale Kortex steht mit Planen, rationalem Denken und «Vernunft» in Zusammenhang. Diese ständig aktive Region wird während des Orgasmus deaktiviert und kann sich so endlich einmal eine kleine Pause gönnen. Vielleicht fühlen wir uns deswegen danach so wunderbar erfrischt?!

Allerdings ist hier ein kritischer Einwand angebracht: Die Messung im Magnetresonanztomographen lässt sich nicht mit der intimen und privaten Situation vergleichen, in der sexuelle Interaktionen mit dem Partner oder mit sich selbst in der Regel stattfinden. Um Hirnaktivitäten mit modernen, bildgebenden Verfahren zu messen, muss die Versuchsperson ganz still auf dem Rücken liegen, darf insbesondere den Kopf nicht bewegen, der sich in einer Art Käfig befindet (in der Kopfspule, die für die Messung benötigt wird). In der Scannerröhre ist es sehr eng und sehr laut. Zudem wird die Versuchsperson wahrscheinlich noch zusätzlich verkabelt, damit Atem- und Herzfrequenz aufgezeichnet werden können. Man würde diese Situation als nicht *extern valide* bezeichnen; das bedeutet, die Ergebnisse lassen sich schwer auf andere Situationen und Kontexte hin verallgemeinern. Es ist erstaunlich, geradezu beeindruckend, dass die Versuchspersonen unter diesen Bedingungen sexuelle Erregung, ja sogar einen Orgasmus erleben konnten. Es ist also gut möglich, dass das Aktivierungsmuster im Gehirn bei Intimitäten im Schlafzimmer anders aussieht! Dementsprechend berichten Studien, die Gehirnaktivitäten während des Orgasmus untersuchten, sehr unterschiedliche Ergebnisse: Manche finden lediglich Aktivierungen im Kleinhirn, andere im anterioren cingulären Kortex und im Hypothalamus.

Was macht Berührungen eigentlich erotisch? Was macht einen Körperteil besonders sensibel für Berührungen in erotischen Kontexten? Vieles spricht dafür, dass erotische Berührungen vor allem durch C-taktile Fasern vermittelt werden. Als besonders erotisch empfinden wir gerade solche Streicheleinheiten, die sich in dem Geschwindigkeitsbereich bewegen, für den die C-taktilen Fasern zuständig sind: zwischen 1 und 10 Zentimetern pro Sekunde. Das bedeutet aber nicht, dass jede Berührung in diesem Tempo auch schon erotisch ist. Die gleiche Geschwindigkeit verwenden wir beim Streicheln unserer Kinder oder Freunde. Es muss also noch eine zusätzliche, «erotische» Qualität vorhanden sein, damit eine Berührung einen sexuellen Touch bekommt. Eine interessante Theorie, die die Besonderheit der erogenen Zonen zu erklären versucht, beruft sich auf anatomische Gegebenheiten im Gehirn. Schon lange ist bekannt, dass der somatosensorische Kortex, der Bereich des Gehirns, der als erste Instanz Berührungen verarbeitet, topographisch organisiert ist. Das heißt, bestimmte Körperregionen entsprechen bestimmten Bereichen im Gehirn, und die Anordnung dieser Bereiche folgt einer gewissen Ordnung. Sensiblere Körperteile werden von einer größeren Fläche im Gehirn repräsentiert. Daraus ergibt sich der sogenannte Homunculus. Bei diesem ulkigen Männchen sind die Körperteile so groß dargestellt, wie sie im Verhältnis zueinander im Gehirn repräsentiert werden. Der Homunculus hat beispielsweise eine riesige Zunge, große Hände und große Geschlechtsorgane. Der ursprüngliche Homunculus wurde auf der Basis von Daten von elektrischer Stimulation des somatosensorischen Kortexes bei

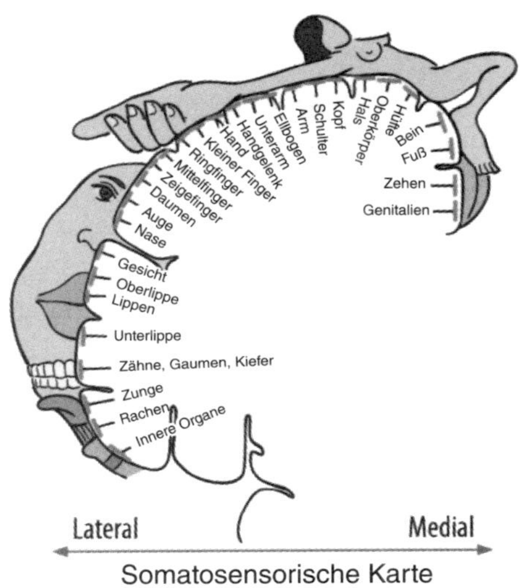

Somatosensorische Karte

Männern entwickelt. Neuere Studien legen nahe, dass die weibliche Version, die Homuncula, etwas anders aufgebaut ist – dass, genauer gesagt, die Bereiche der Klitoris nicht den Bereichen des Penis entsprechen.

Nicht nur die Größe, auch die Anordnung der Körperteile in ihrer Repräsentation im somatosensorischen Kortex entspricht nicht der tatsächlichen Form des menschlichen Körpers. So nimmt das Gesicht einen eigenen Bereich ein, welcher direkt neben der Hand liegt. Neben den primären Geschlechtsorganen befinden sich die Füße, was zu der prominenten Hypothese geführt hat, dass diese besonders erogen seien. Eine Aktivierung der Fußregion im Gehirn könnte eventuell die benachbarten Bereiche der primären Geschlechtsorgane mitaktivieren. Doch sind die Füße wirklich so erogen, wie ihnen nachgesagt wird? Eine Befragung von Studenten widerspricht dieser gängigen Idee. Mund und Lippen sind dieser Befragung nach die erogensten Zonen, dicht gefolgt vom seitlichen Hals, den Brüsten, der Innenseite der Oberschenkel und den Ohren. Die Füße fanden sich bei den weiblichen Teilnehmern auf Platz 29 und bei den männlichen auf Platz 28. Nebenbei belegt diese Studie, dass Frauen und Männer sich in der Diversität ihrer erogenen Zonen nicht unterscheiden. Die populäre Annahme, Frauen hätten mehr oder weiter verteilte erogene Zonen, während es bei Männern vor allem nur um den Penis gehe, stimmt also nicht. Die über 700 Teilnehmer dieser Studie kamen teilweise aus England, zum Teil aus Subsahara-Afrika. Ihre Herkunft schien keinen Einfluss auf ihre Antworten zu haben, so dass man davon ausgehen kann, dass kulturelle Einflüsse einen geringen Einfluss darauf haben, welche Körperbereiche wir als besonders erogen empfinden. Eine zufriedenstellende Antwort auf die Frage, warum manche Körperregionen erogener sind als andere, kann die Forschung bisher nicht geben.

## Das Bindehormon Oxytocin

Berührungen, Küsse und natürlich Sex führen zur Ausschüttung des «Liebeshormons» Oxytocin. Wir haben bereits gehört, dass Oxytocin in engem Zusammenhang mit der Eltern-Kind-Bindung und der Partner-Bindung steht. Doch der Einfluss dieses Hormons auf unser Verhalten reicht noch viel weiter. Mit der Beschreibung «Liebeshormon» vereinfacht man hochkomplexe und teils noch unklare Zusammenhänge. Das Hormon trägt diesen Namen natürlich nicht von irgendwoher: Oxytocin wird beim Orgasmus ausgeschüttet, bei der Geburt und beim Stillen. Oxytocin wird zum Einleiten einer Geburt intravenös gegeben, da es Wehen anregt. Hört eine Mutter ihr Baby weinen oder denkt gar nur an ihr Kind, wird Oxytocin ausgeschüttet und dieses löst den Milchspendereflex aus. Die meisten stillenden Mütter kennen die Konsequenz: Manchmal beginnt die Milch zu laufen, selbst wenn das Kind gar nicht in der Nähe ist.

Auch Oxytocin aus anderen «Quellen» kann denselben Effekt haben; so kann es zum Beispiel passieren, dass plötzlich Milch produziert wird, wenn eine stillende Mutter mit ihrem Partner Intimitäten austauscht – was hoffentlich zu Heiterkeit und nicht zu Peinlichkeit führt.

Wie groß der Einfluss von Oxytocin auf verschiedenste Verhaltensweisen ist, zeigt sich besonders in Tierversuchen. Werden Mäuse genetisch verändert, so dass sie kein Oxytocin produzieren, zeigt sich, wie erwartet, dass die Weibchen keine Milch für ihre Jungen produzieren können. Wurde diesen Mäusen nun künstlich Oxytocin gegeben, veränderte sich ihr Verhalten: Sie putzten sich selbst, rieben ihr Gesicht mit den Vorderpfoten, leckten ihr Fell oder ihren Schwanz. «Grooming» nennt man dieses Verhalten; die Aktivitäten entsprechen dem Versorgen der Rattenbabys durch ihre Mama – und natürlich der Selbstfürsorge. Doch der Mangel von Oxytocin hat noch viel weiter reichende Folgen. Die genetisch veränderten Mäuse sind insgesamt ängstlicher und leichter zu stressen als die Vergleichsgruppe. Oxytocin scheint also nicht bloß für Verhaltensweisen, die etwas mit Paarung oder Aufzucht von Jungtieren zu tun haben, wichtig zu sein. Vielmehr hatte der Mangel an Oxytocin das Verhalten der Mäuse grundlegend verändert. Eine mögliche Interpretation dieser Beobachtung ist, dass Mäuse, die ja in der Gruppe leben, das vom Oxytocin vermittelte Gefühl von Zugehörigkeit und Bindung an andere Mäuse benötigen. Fehlt dieses Gefühl, sind sie unsicherer und reagieren ängstlich auf unerwartete und unbekannte Situationen. Berichte von stillenden Müttern unterstützen diese These. Beim Stillen kommt ein besonderes Gefühl der Verbundenheit mit dem Kind auf. Ähnliches erlebt jeder nach dem Sex: Man fühlt sich dem Partner besonders nahe und verbunden. All dies kann der erhöhten Oxytocinmenge zugeschrieben werden.

Oxytocin steht in enger Beziehung zu Berührungen. Bei Affen

und Mäusen erhöht sich die Menge an Oxytocin im Blut, wenn die Tiere sich gegenseitig gelaust beziehungsweise geputzt haben. Bei Schimpansen zeigte sich dieser Effekt allerdings nur dann, wenn bereits eine Freundschaft zwischen den Affen bestand. Auch bei der Wirkung von Oxytocin spielen also die Situation und die Beziehung eine entscheidende Rolle. Wir haben schon gehört, dass Oxytocin beim Streicheln eines Haustieres freigesetzt wird. Gleiches gilt natürlich für zwischenmenschliche Berührungen. In einer Studie lernten Paare eine Methode, die «listening touch» genannt wird, «zuhörende Berührung». Es handelt sich um den Versuch, die Stimmung und den leiblichen Zustand des anderen zu erfühlen. Bei den Paaren, die angehalten waren, diese Methode über einen Zeitraum von vier Wochen hinweg regelmäßig anzuwenden, den anderen also liebevoll und aufmerksam zu berühren, erhöhte sich das Oxytocinlevel. Gleichzeitig sank die Menge an Alpha-Amylase im Speichel der Teilnehmer, einem Maß für Stress.

Zumindest am Rande möchte ich erwähnen, dass Oxytocin nicht nur die beschriebenen, positiven Effekte hat. Mehr Oxytocin führt nicht dazu, dass man sich allen Mitmenschen und der Natur stärker verbunden fühlt. Es ist nicht schlicht ein Liebes- und Verbundenheitshormon, vielmehr folgt seine Wirkung komplexeren Mustern. Wie bei den Schimpansen, bei denen nur Oxytocin ausgeschüttet wird, wenn sie von einem befreundeten Schimpansen gelaust werden, gibt es auch beim Menschen einen Einfluss des Kontextes und der Beziehung auf die Wirkung von Oxytocin. So fand beispielsweise eine Studie, dass oxytocinhaltiges Nasenspray bei männlichen Versuchsteilnehmern dazu führte, dass sie die Streicheleinheiten der weiblichen Versuchsleiterin als angenehmer empfanden. Wurden sie jedoch von einem männlichen Versuchsleiter berührt, blieb der Effekt aus. Zu einem ähnlichen Ergebnis kam eine Studie mit Paaren: Hier verstärkte die Oxytocingabe den Grad der Annehmlichkeit der Empfindung beim Gestreicheltwerden. Das galt jedoch nur für die Fälle, in denen die Probanden von ihren Partnern berührt wurden, nicht für die Berührungen von Fremden. Auch das oben beschriebene Nähegefühl scheint gruppenspezifisch zu sein. Während höhere Mengen an Oxytocin das Verbundenheitsgefühl und auch die Empathie für Menschen aus dem eigenen sozialen Umfeld verstärken, macht es im Umkehrschluss aggressiver gegenüber Nichtmitgliedern der eigenen «Herde» oder dann, wenn man sich in einem bedrohlichen, unbekannten Umfeld befindet. Wir können Oxytocin also nicht dem Trinkwasser zusetzen und hoffen, dass alle Menschen auf einmal liebevoller und herzlicher miteinander umgehen. Tatsächlich würde ein derartiger Versuch wahrscheinlich die Konflikte zwischen Interessengruppen sogar noch verstärken. Bevor wir Oxytocin als eine Art Allheilmittel für das menschliche Miteinander einsetzen können, müssten wir alle ein besseres Gemeinschaftsgefühl entwickeln – welches dann von Oxytocin gefördert und verstärkt werden könnte.

Für Marie und Alexander ist Oxytocin jedoch tatsächlich ein Wundermittel. Stehen uns Menschen emotional bereits nahe, hat Oxytocin einen positiven, beziehungsfördernden Effekt. Die beiden fühlen sich durch die häufigen Berührungen und Küsse wieder einander näher und verbundener. Wunderbarerweise verstärkt sich nun die Oxytocinwirkung selbst: Häufigere Berührungen erhöhen das Nähegefühl. Marie und Alexander verspüren wieder intensivere Zuneigung zueinander, als Folge berühren sie sich umso mehr und verstärken so die Oxytocinausschüttung weiter. Damit stabilisieren sie ihre Paarbeziehung, nicht nur nach innen, sondern auch nach außen. Da Oxytocin das Zusammengehörigkeitsgefühl verstärkt, wird es schwerer für Außenstehende, sich dazwischenzudrängen. Eine Studie fand sogar, dass die Verabreichung von Oxytocin-Nasenspray bei männlichen heterosexuellen Versuchsteilnehmern, die in einer festen, monogamen Beziehung waren, dazu führte, dass diese mehr räumlichen Abstand zu attraktiven Frauen einnahmen.

Über längere Zeit hinweg erhöhte Oxytocinlevel, wie sie sich bei zusammenlebenden Langzeitpartnern finden, verringern die Stressanfälligkeit und senken den Blutdruck, erhöhen die Lernfähigkeit und die Schmerztoleranz, ja beschleunigen sogar die Wundheilung. Auch in der Behandlung von gängigen psychiatrischen Erkrankungen könnte Oxytocin helfen. Gute Hinweise darauf existieren für Autismus, Schizophrenie, Depression, Angststörungen und Alkoholsucht. Über dem Zusammenhang von Erkrankungen und Berührungen hören wir mehr im nächsten Kapitel. Doch auch wer nicht in einer Langzeitbeziehung lebt, kann sein Oxytocinlevel erhöhen und von der gesundheitsfördernden Wirkung profitieren: Nicht nur sanfte Berührungen, sondern auch Massagen, Wärme, Gerüche, angenehmes Licht, sogar Singen kann zur Freisetzung von Oxytocin führen. Vielleicht sollte man also besser vom «Wohlfühlhormon» sprechen?

# 7.
# Berührungen und Krankheit

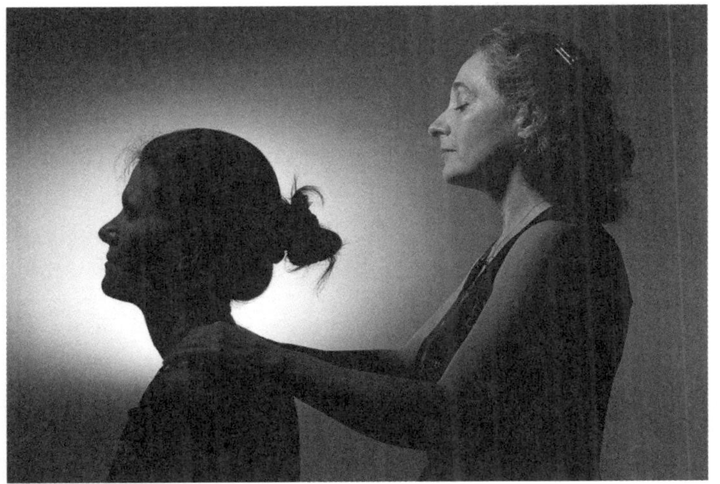

Menschen können mit Taubheit oder Blindheit geboren werden, doch nicht ohne Tastsinn. Das wusste bereits der griechische Philosoph Aristoteles, der in seinem Werk «De Anima» schreibt: «Ohne Tastsinn kann es aber keinen Wahrnehmungssinn geben ... Es ist also klar, dass nur beim Verlust dieses Wahrnehmungssinnes die Lebewesen sterben müssen.» Das Berührungsempfinden ist für Lebewesen essenziell, um mit der Umwelt zu interagieren. In seltenen Fällen fehlt das Schmerzempfinden, was dazu führt, dass die Betroffenen sich ständig unabsichtlich verletzen – wir brauchen den Schmerz als Warnsignal, um zu lernen, welche Verhaltensweisen wir besser meiden sollten.

Es kann jedoch zu Beschädigungen der sensorischen Neurone kommen, also der A-Fasern, oder auch der Neurone im Rückenmark, die die Informationen der A-Fasern weiterleiten. Menschen, denen daher der eigentliche Tastsinn fehlt, leiden unter extremen Einschränkungen. Wie wir bereits erfahren haben, sind die A-Fasern für die detaillierte Wahrnehmung von Oberflächen, Ecken, Kanten und so weiter zuständig. Für die Wahrnehmung von sozialer Berührung sind dagegen die C-taktilen Fasern verantwortlich. Funktionieren die C-taktilen Fasern weiter (ohne die A-Fasern), nehmen die Betroffenen eine schwer beschreibbare, diffuse Berührung war. Sie lässt sich nicht gut lokalisieren, gelangt kaum ins Bewusstsein. Laut Berichten Betroffener fühlt es sich weder wie Schmerz noch wie ein Kitzeln an, sondern *irgendwie angenehm*. Für die Forschung sind diese Patienten von besonderem Interesse, da bei ihnen der isolierte Effekt der C-taktilen Fasern untersucht werden kann. Bei zwei Patienten ging die Stimulation der C-taktilen Fasern mit einer Aktivierung der Insula einher – das wurde bereits erwähnt. Die

Insula ist eine Region, die nicht nur die Empfindung von Streicheleinheiten vermittelt, sondern viele und hochkomplexe Funktionen hat. Sie scheint bei zahlreichen psychiatrischen Erkrankungen eine wichtige Rolle zu spielen, beispielsweise in der Schizophrenie, bei Angststörungen oder bei der posttraumatischen Belastungsstörung. Daher, und weil der Tastsinn und das Berührungsempfinden eine derart zentrale Rolle für uns Menschen spielen, liegt es nahe, dass diese Sinnesmodalitäten bei psychiatrischen Erkrankungen in irgendeiner Form mit betroffen sind. Seltsamerweise hält sich jedoch die Anzahl an Untersuchungen, die sich dieser Frage widmen, sehr in Grenzen.

Eine Untersuchung fand, dass psychiatrische Patienten soziale Berührungen als weniger angenehm empfinden als gesunde Vergleichspersonen. Auch erleben diese Patienten deutlich weniger Berührungen von ihren Mitmenschen. Während die meisten gesunden Befragten angeben, täglich mehr als zehnmal berührt zu werden, geschah dies bei Patienten im Schnitt lediglich fünfmal. Ungefähr ein Achtel der befragten Patienten wurde sogar seltener als einmal wöchentlich berührt. Womöglich erleben sie weniger Berührungen, weil sie diese als weniger angenehm empfinden und daher Körperkontakt allgemein vermeiden. Denkbar ist aber auch ein Zusammenhang in der umgekehrten Richtung: Weil die Patienten seltener Berührungen erleben, haben sie sich daran gewöhnt – betrachten diesen Zustand sozusagen als Normalität –, mit der Folge, dass Berührungen als weniger angenehm, vielleicht sogar als störend empfunden werden. Bislang hat noch niemand diese Zusammenhänge genauer untersucht.

Es liegt natürlich nahe, dass Menschen mit psychiatrischen Erkrankungen seltener zwischenmenschliche Berührungen erfahren, weil sie durch ihre Erkrankung oft isoliert sind, gemieden werden oder selbst andere Menschen vermeiden. Ebenso plausibel ist es, dass dieser Mangel an zwischenmenschlichem

Kontakt ihnen nicht guttut. Wenn Personen mit psychologischen Problemen Körperkontakt mit ihren Mitmenschen vermeiden oder nicht erleben, beginnt eine Negativspirale der Isolation und der Verstärkung sozialer Schwierigkeiten.

## Schizophrenie und Berührung

Viele psychiatrische Erkrankungen stehen in Zusammenhang mit Veränderungen der Selbstwahrnehmung oder des Selbstkonzepts, was zumeist auch mit Problemen in sozialen Kontakten einhergeht. Ein Beispiel dafür ist das Krankheitsbild der Schizophrenie. Anders als das Klischee es will, leiden Schizophreniepatienten *nicht* unter einer gespaltenen Persönlichkeit im Sinne von Dr. Jekyll und Mr. Hyde, bei der die eine Persönlichkeit nichts von der anderen weiß (das ist eine dissoziative Persönlichkeitsstörung). Die sogenannte Positivsymptomatik bei der Schizophrenie beschreibt Halluzinationen und Wahnvorstellungen («positiv» nicht im Sinne von etwas Gutem, sondern von etwas Hinzukommendem – im Gegensatz zur Negativsymptomatik, bei Schizophreniepatienten ein Mangel an Freude und Motivation). Bei den Halluzinationen handelt es sich oft um das bekannte Stimmenhören. Der Wahn selbst kann dann alle möglichen Formen annehmen, etwa die Überzeugung, Napoleon zu sein. Besonders häufig tritt in unserer westlichen Gesellschaft der Verfolgungswahn auf, das Gefühl, ausspioniert zu werden, oder auch die Vorstellung, Teil einer großen Verschwörung zu sein. Ein gemeinsamer Aspekt dieser verschiedenen Formen von Wahn ist ein verstärkter Selbstbezug: Alle Leuten schauen *mich* an, der Nachrichtensprecher möchte *mir* etwas mitteilen, *ich* bin von besonderem Interesse für die Regierung, daher wollen sie *mich* ausschalten. Interessant ist, dass sich die Inhalte der Wahnvorstellungen je nach kultureller Zugehörigkeit unterscheiden. Während in westlichen Kulturen der Wahn häufig selbstbezogen ist und die Stimmen bedrohlich und drohend klingen, hören Schizophreniepatienten in Ghana eher die Stimmen der guten Geister ihrer Vorfahren – und sehen sich gar nicht als krank an.

Bisher existieren kaum Studien, die sich der Untersuchung von sozialen Berührungen bei Schizophreniepatienten widmen. Eine Studie, die sich dieser Fragestellung annäherte, verglich die Aktivität im Gehirn, wenn die Patienten tatsächlich berührt wurden, mit der Aktivität, wenn sie lediglich eine Filmsequenz über das Berühren einer Hand sahen. Diese Studie fand, dass eine Region dabei besonders involviert war: die Insula. Die Insula verarbeitet nicht nur die Wahrnehmung von Berührungs- oder Schmerzreizen, sondern sie trägt zudem zu hochkomplexen Prozessen bei, etwa der «Interozeption». Interozeption bedeutet so viel wie «Blick nach innen» oder «Wahrnehmung des Inneren». Sie bezieht sich auf alle leiblichen Wahrnehmungen, schließt aber auch die von Emotionen und Stimmungen mit ein. Die Insula wurde sogar schon einmal als «Sitz des Bewusstseins» bezeichnet.

Während bei den gesunden Teilnehmern der Studie die Insula bei tatsächlicher Berührung der Hand ihre Aktivität erhöhte und beim Sehen des Films verringerte, fand sich bei den Schizophreniepatienten lediglich eine Erhöhung der Aktivität bei der tatsächlichen Berührung, wohingegen beim Sehen des Filmes nichts passierte. Dieser Befund lässt sich so interpretieren, dass die Patienten weniger eindeutig zwischen sich selbst und anderen unterscheiden. Des Weiteren fanden die Forscher eine verringerte Aktivierung des ventralen prämotorischen Kortex, was darauf hindeutet, dass die Patienten verschiedene Sinneseindrücke, also hier das Sehen und das Spüren, nicht so effektiv miteinander integrieren wie gesunde Teilnehmer. Eine solche Integration der verschiedenen Sinne ist allerdings nötig, um eine funktionierende leibliche Selbstwahrnehmung hervorzurufen. So muss beispielsweise mein Gehirn in der Lage sein, die visuelle Wahrnehmung meiner Hand mit dem Gefühl meiner Hand zu integrieren, um zu der Erkenntnis zu kommen, dass die Hand, die ich vor mir sehe, zu meinem Körper gehört. Wenn dieser Mechanismus nicht mehr funktioniert, können Wahrnehmungen der Hand womöglich nicht mehr mir selbst und meinen Bewegungen zugeschrieben werden. Solche Verzerrungen der Wahrnehmung erleben Schizophreniepatienten häufig; sie könnte sogar den Halluzinationen zugrunde liegen: Höre ich beispielsweise meine eigene Stimme, kann diese Wahrnehmung aber nicht als «ich selbst» einordnen, werde ich mich wundern, woher die Stimme kam. Ebenso, wenn ich mich selbst berühre, diese Empfindung jedoch nicht meinen eigenen Bewegungen zuordnen kann. So zeigt eine Untersuchung aus den 1990er Jahren, dass bei Schizophreniepatienten nicht der sogenannte Kitzel-Effekt auftritt. Wir könne uns nicht selber kitzeln, da wir Berührungen, die durch unsere eigenen Bewegungen ausgelöst werden, nicht oder nur deutlich abgeschwächt wahrnehmen. Patienten mit Schizophrenie hingegen geben an, dass sich Berührungen, die sie selbst verursachen, ebenso kitzlig anfühlen, wie wenn sie von jemand anderem herrühren. Wenn der Mechanismus der Unterdrückung von selbstausgelösten Sinnesreizen nicht funktioniert, hat dies eine Veränderung des Selbstkonzepts zur Folge und führt zudem zu unerklärlichen Wahrnehmungen. So kann es passieren, dass Patienten die Gedanken in ihrem Kopf als ferngesteuert wahrnehmen, da sie diese nicht sich selbst zuordnen können. Unser Gehirn versucht jedoch immer, unsere Empfindungen zu verstehen, und sucht nach einer Ursache für alle unsere Wahrnehmungen. Dieses Bedürfnis ist so groß, dass die Betroffenen früher oder später eine Erklärung für ihre absonderlichen Wahrnehmungen entwickeln, die sich dann in Wahnvorstellungen verfestigt.

## Autismus und Berührung

Auch bei autistischen Patienten sind die Fähigkeiten zu sozialer Interaktion eingeschränkt. In diesem Fall ist die Wahrnehmung von Berührungen besser erforscht als bei der Schizophrenie. Menschen mit Autismus lassen sich ungern anfassen. Sie sind sensibler für Berührungen, das heißt, ihre Wahrnehmungsschwelle ist niedriger. Es könnte sein, dass für Autisten Berührungen einfach viel intensiver sind und daher eher unangenehm. Hingegen empfinden es autistische Kinder oft als sehr beruhigend, eng in eine Decke eingewickelt zu sein. Und auch sanfte Druckmassagen haben einen beruhigenden und ausgleichenden Effekt auf sie.

Nicht alle Patienten mit Autismus sind gleich stark betroffen. Eine schwächere Ausprägung der Symptome wurde früher als Asperger-Syndrom bezeichnet. Im aktuellen Handbuch der Psychiatrie sind nun beide Fälle unter «Autismus-Spektrum» zusammengefasst. Die Idee eines Spektrums von den «ganz normalen» hin zu den psychiatrisch schwer erkrankten Menschen ist relativ neu und existiert auch für andere Krankheitsbilder, etwa die Schizophrenie. Nach diesem Modell gibt es Menschen, die man nicht unbedingt als autistisch bezeichnen würde, die aber verschiedene Verhaltensweisen und Eigenschaften zeigen, die in einer stärkeren Ausprägung als Symptom für Autismus gelten. Anhand von Fragebögen lassen sich diese Eigenschaften leicht erheben. Da finden sich beispielsweise Aussagen wie «Ich habe starke Interessen, die ich unbedingt verfolgen möchte», «Ich unternehme lieber Sachen mit anderen als alleine», «Smalltalk fällt mir leicht» oder «Ich werde nicht nervös, wenn meine tägliche Routine gestört wird». Die

Befragten müssen anhand einer Skala zwischen 1 und 5 angeben, wie stark diese Aussagen auf sie zutreffen. Höhere Werte entsprechen stärker ausgeprägten «autistischen» Eigenschaften. Und siehe da: Personen mit höheren Werten in dieser Erhebung bewerten auch zwischenmenschliche Berührungen als weniger angenehm, werden selbst weniger gern angefasst und berühren andere Menschen seltener. Eine bildgebende Studie, die die Verarbeitung von Berührungen untersuchte, fand bei solchen Personen eine geringere Aktivierung von zwei Bereichen im Gehirn: im orbitofrontalen Kortex, der aktiv wird, wenn Berührungen positiv bewertet werden, und im superioren temporalen Sulcus, einer Region, die bei der Verarbeitung von sozialen Situationen und Kommunikation eine wichtige Rolle spielt.

Selbst wenn es tatsächlich einen Zusammenhang zwischen den sozialen Schwierigkeiten von Autisten und ihrer Hypersensibilität für Berührungen gibt, bleibt zunächst unklar, was hier die Ursache und was die Folge ist. Eine aktuelle Studie mit Mäusen legt nahe, dass die taktile Hypersensibilität tatsächlich den Verhaltensauffälligkeiten vorangeht. In dieser Studie wurden Mäuse genetisch verändert, mit einem Fokus auf zwei Gene, Mecp2 und Gabrb3, die bei Autisten auffällig sind. Die betreffenden Mäuse zeigten nicht nur Fehlfunktionen der somatosensorischen Neurone und waren besonders berührungsempfindlich, sie waren auch insgesamt ängstlicher und weniger interessiert an sozialer Interaktion mit anderen Mäusen. Sie interessierten sich beispielsweise nicht stärker für eine andere Maus als für eine Tasse – ein Verhalten, das für soziale Tiere wie Mäuse äußerst ungewöhnlich ist.

Es ist gut vorstellbar, dass Überempfindlichkeit dazu führt, dass Berührungen als unangenehm empfunden werden. Der weitere Verlauf könnte dann wie folgt aussehen: Wenn ein Kleinkind vor allem in der Phase, bevor es sprechen kann, Berührungen gezielt vermeidet, da es diese als zu intensiv empfindet, und sich in Folge eher zurückzieht, verpasst es wichtige Momente, in denen es etwas über soziale Beziehungen und Interaktionen mit den Mitmenschen lernen könnte. Wir haben bereits gesehen, wie wichtig Berührungen in der frühkindlichen Entwicklung sind.

Die Forscherin Temple Grandin, die selbst autistisch ist und deren Geschichte unter dem Titel «Du gehst nicht allein» 2010 verfilmt wurde, beschreibt ihre Erfahrungen folgendermaßen: «Ich benahm mich in der Kirche oft daneben, weil die Unterröcke juckten und kratzten. Sonntagskleidung fühlte sich anders an als gewöhnliche Klamotten. Die meisten Menschen passen sich an das Gefühl verschiedener Arten von Kleidung innerhalb weniger Minuten an. Noch immer vermeide ich es, neue Sorten von Unterwäsche zu tragen. Es dauert drei bis vier Tage, bis ich mich an neue gewöhnt habe ... Die Nervenenden in meiner Haut waren hyperempfindlich. Reize, die für die meisten Menschen bedeutungslos waren, waren für mich wie chinesische Wasserfolter.» Grandin beschreibt weiter, dass sie sich überwältigt fühlte, wenn jemand sie umarmte, da sie keine Kontrolle über die Stärke des Drucks oder die Dauer der Umarmung hatte. Mit 18 baute sie sich eine «Squeeze Machine», eine Apparatur, die mit Schaum ausgekleidet war und Druck ausübte, den sie selbst kontrollieren konnte. Diese Erfindung war für sie sehr erfolgreich. «An einem Tag vor zwölf Jahren veränderte sich die Reaktion einer siamesischen Katze auf mich, nachdem ich die Squeeze Machine benutzt hatte. Diese Katze lief normalerweise vor mir weg, doch nachdem ich die Maschine genutzt hatte, lernte ich, sie sanfter zu streicheln, und sie blieb bei mir. Ich musste erst selbst Behaglichkeit erfahren, bevor ich dies der Katze geben konnte ... Während meiner Arbeit mit Tieren habe ich bemerkt, dass das Berühren der Tiere meine Empathie für sie erhöhte. Berühren und Streicheln der Rinder lässt mich zärtlicher ihnen gegenüber empfinden.» Der Zusammenhang von Berührung und

Mitgefühl wird besonders deutlich in diesem Fall, in dem beides nicht selbstverständlich ist. Grandin schreibt dazu: «Ich habe das Gefühl, dass der Mangel an Empathie teilweise dem Mangel an beruhigendem und behaglichem taktilem Input zugeschrieben werden kann.» Grandins Erfahrungen unterstützen auch den Gedanken, dass ein Rückzug aus Überempfindlichkeit die eigentliche Ursache der Verhaltensaufälligkeiten ist. Hierzu ein weiteres Zitat: «Tiere, die so gehalten werden, dass ihre Sinneseindrücke beschränkt sind, entwickeln viele autistische Symptome, wie stereotype Verhaltensweisen, Hyperaktivität und Selbstschädigung. Warum sollten ein Autist und ein Löwe in einem Zookäfig dieselben Symptome haben? Ich würde gern, basierend auf meiner eigenen Erfahrung, folgende Erklärung vorschlagen: Da auditorische und taktile Reize mich oft überwältigten, habe ich möglicherweise selbst eine Einschränkung meiner Sinneseindrücke geschaffen, indem ich mich von allem zurückgezogen habe, das zu intensiv war. Meine Mutter hat mir erzählt, dass ich mich als Baby versteifte und zurückzog. Dadurch erhielt ich nicht die beruhigenden Berührungen, die für eine normale Entwicklung notwendig sind ... Ich frage mich oft, ob ich weniger ‹hyper› gewesen wäre, hätte ich als Kind mehr Berührungen erfahren.» Grandin weist darauf hin, dass die Entwicklung des Gehirns bei Babys und Kleinkindern noch lange nicht abgeschlossen ist, so dass die reizarme Umgebung, die autistische Kinder vorziehen, diese Entwicklung verlangsamt oder verändert. Soziale Einschränkungen wären dann also eine Konsequenz der Hypersensibilität. Sie schlägt vor, Kinder, die auf Berührungen empfindlich reagieren, vorsichtig und langsam zu desensibilisieren, «als würde man ein Tier zähmen». So könnten möglicherweise weitere Probleme im sozialen Kontakt vermieden oder immerhin abgeschwächt werden. Eine Art Berührungstraining könnte auch den Eltern helfen, eine bestimmte Methode des zwischenmenschlichen Kontakts zu erlernen, die ihre Kinder tolerieren.

## ADHS und Berührung

Auch nicht autistische Kinder reagieren auf bestimmte Berührungsreize oftmals überempfindlich. Es ist auch ein Symptom der Aufmerksamkeitsdefizit-/Hyperaktivitätsstörung (auch bekannt als ADHS). Wie Temple Grandin beschreibt, führt eine solche Überempfindlichkeit oft zu störendem Verhalten, das sich nicht erklären lässt. Wenn die Kleidung kratzt und reizt, wird ein Kind vielleicht zappelig und kann nicht still sitzen. Die Eltern werten dies als schlechtes Benehmen und schimpfen. Das Kind kann seine Empfindungen häufig nicht erklären oder versteht den Zusammenhang zwischen seinem Bewegungsdrang und dem Kratzen eines Aufnähers im T-Shirt nicht unbedingt. So sind Schwierigkeiten und Missverständnisse vorprogrammiert. Ein Kind mit einer sensorischen Überempfindlichkeit empfindet bestimmte Speisen als unangenehm, da sie sich im Mund komisch anfühlen. Ebenso kann das Zähneputzen für es zu einer Tortur werden, da der Schaum der Zahnpasta und das Kratzen der Borsten unerträglich sind. Allerdings: Wenn Ihr Kind solche Symptome zeigt, bedeutet dies nicht gleich, dass es eine psychologische Störung hat! Kinder sind insgesamt sensibler als Erwachsene, da sich ihr Gehirn erst an all die Reize «da draußen» gewöhnen muss. So verabscheuen sehr viele Kinder beispielsweise Pilze wegen ihrer Konsistenz – daraus folgt jedoch nicht, dass sie alle an Autismus oder ADHS leiden. Kommen weitere Symptome hinzu, könnte eine Abklärung allerdings hilfreich sein. Meiner Erfahrung nach sind Eltern oft erleichtert, wenn ihr Kind eine solche Diagnose erhält, da sie nun endlich eine Erklärung für schwierige oder unverständliche Verhaltensweisen ihrer Kinder haben, und auch die Möglichkeit, Unterstützung zu erhalten. Dies könnte zum Beispiel in Form der «sensorischen Integrationstherapie» geschehen. Diese Methode soll die verschiedenen Sinne gezielt stimulieren und so bei Koordinationsstörungen und Überempfindlichkeiten helfen – ähnlich der von Temple Grandin vorgeschlagenen Desensibilisierung. Nach außen hin haben die Übungen den Charakter normaler Kinderspiele, zum Beispiel Schaukeln, Klettern oder Turnübungen. Die Aufgabe des Therapeuten besteht vor allem darin, ein Programm gezielt auf das Kind zuzuschneiden, es nicht mit zu vielen Reizen zu überfordern, aber gleichzeitig die Verarbeitung der Sinneseindrücke zu fördern. Es deutet einiges darauf hin, dass diese Therapieform hilft, allerdings ist die Beweislage noch nicht ganz eindeutig.

## Berührungs-Synästhesie

Menschen mit Berührungs-Synästhesie spüren Berührungen am eigenen Körper, wenn sie sehen, dass ein anderer Mensch angefasst wird. «Synästhesie» beschreibt in der Neurowissenschaft die Vermischung unterschiedlicher Sinneseindrücke, wenn beispielsweise das Hören von Musik ein Sehen von Farben hervorruft. Dabei sind bestimmte Töne fest mit bestimmten Farben verbunden. Bei einer Schrift-Farb-Synästhesie erscheint beispielsweise jedes A blau, jedes B gelb, jedes C lila und so weiter. Diese Wahrnehmungen lassen sich nicht unterdrücken. Das ist auch bei der Berührungs-Synästhesie der Fall. Die davon betroffenen Personen sollen ein besonders gutes Einfühlungsvermögen haben und die Emotionen anderer Menschen besser erkennen können als gesunde Vergleichspersonen – ein erneuter Hinweis auf den Zusammenhang von Berührung und Empathie. Was es genau ist, das die Berührungs-Synästhesie hervorruft, ist noch unklar. Eine Theorie schlägt vor, dass die Beobachtung einer Berührung bei den Synästhetikern dieselben Regionen aktiviert wie die Berührung selbst – was wiederum daran liegen könnte, dass bei ihnen eine stärkere Verbindung zwischen den entsprechenden Gehirnarealen vorhanden ist. Britische Forscher haben versucht, diese These zu belegen. Sie ließen Menschen mit und ohne Berührungs-Synästhesie im MRT-Scanner Szenen betrachten, in denen ein menschliches Gesicht, das Gesicht einer Puppe oder ein anderes Objekt berührt wurde. Die teilnehmenden Synästhetiker berichteten, eine Berührung in ihrem eigenen Gesicht dann am stärksten zu spüren, wenn sie gleichzeitig im Film sahen, wie ein menschliches Gesicht berührt wurde. Das Ansehen der Berührungen ging tatsächlich mit einer Aktivierung des somatosensorischen Kortexes einher – also der Region, die bei uns für die erste Verarbeitung von Berührungsreizen zuständig ist. Diese Aktivierung fanden die Forscher allerdings nicht nur bei den Synästhetikern, sondern bei allen Teilnehmern! Lediglich im hinteren Teil des sekundären somatosensorischen Kortex (der Region, die den zweiten Schritt der Verarbeitung von Berührungsreizen übernimmt) war die Aktivität bei den Synästhetikern leicht erhöht. Dieses Ergebnis legt nahe, dass wir alle die Fähigkeit haben, das Berührtwerden von anderen nachzuempfinden – vielleicht nicht als tatsächliche Berührung am eigenen Leib, aber doch in dem Sinne, dass wir mit-fühlen können, was unser Gegenüber erlebt.

## Magersucht und Berührung

Soziale Berührungen und die Entwicklung des Selbst hängen auf komplexe Weise zusammen. Im Fall von Autismus scheint ein Vermeiden von Berührung zu Veränderungen des sozialen Selbst zu führen, des Selbst in Bezug auf andere Menschen. Autismus und Berührungs-Synästhesie deuten darauf hin, dass zwischenmenschliche Berührung für die Entwicklung von Empathie notwendig ist. Und wie wir bereits im ersten Kapitel gesehen haben, spielt die Stimulation von C-taktilen Fasern durch sanfte Berührungen eine entscheidende Rolle bei der Entstehung des Körper-Selbst. Das führt uns auf eine weitere Störung, die mit Berührungen bzw. deren Vermeidung zu tun haben könnte: die Magersucht oder Anorexie.

Beginnen wir mit zwei Beobachtungen: Sanftes Streicheln, das die C-taktilen Fasern anregen soll, empfanden magersüchtige Versuchspersonen weniger angenehm als die gesunde Vergleichsgruppe. Und: Bei magersüchtigen Patienten kehren die Lanugohärchen, deren Stimulation in der Gebärmutter die C-taktilen Fasern anregt, oft an denselben Stellen des Körpers zurück, an denen sie auch beim Embryo vorhanden sind. Erste Studien, die die Verarbeitung von Berührungsreizen bei anorektischen Patienten untersuchen, deuten auf eine Veränderung der Aktivierungsmuster im Gehirn hin. Gleichzeitig scheinen Menschen, die an Magersucht leiden, auch Probleme im Umgang mit anderen Menschen, also in ihrem Sozialverhalten, zu haben: Sie haben weniger Freunde und sind zurückhaltender. Dies kann natürlich gut eine Folge der Krankheit sein kann: Patienten ziehen sich zurück, weil sie unglücklich mit sich und ihrem Körper sind und sich nicht zeigen möchten. Doch auch in diesem Fall ist nicht klar, was Ursache und was Folge ist. Genauso gut denkbar ist es, dass anorektische Patienten zuerst unter sozialen Problemen leiden, sich nicht gemocht, nicht zur Gruppe zugehörig fühlen – und dass sie infolgedessen eine Essstörung entwickeln. Das Zusammenspiel zwischen sozialem Umfeld, Interaktion mit anderen und Essstörung ist sicherlich vielfältig und komplex. Es gibt jedoch Anzeichen dafür, dass anorektische Patienten tatsächlich recht grundlegende soziale Schwierigkeiten haben: So sind sie schlechter im Erkennen von

Emotionen anderer Menschen und darin, die Absichten und Gedanken anderer einzuschätzen. In diesen Hinsichten ähneln sich anorektische und autistische Patienten. Gut möglich, dass es sich bei beiden Erkrankungen um unterschiedliche Ausprägungen einer ähnlichen Grundsymptomatik handeln könnte: einer Veränderung der Selbstwahrnehmung. Im Falle des Autismus führt sie zu sozialen Einschränkungen, im Falle der Magersucht zu einem veränderten Körperbild.

## Berührungen im medizinischen Kontext

Früher war die Arzt-Patient-Beziehung stark durch körperliche Interaktionen geprägt. Auch heute erfolgen einige einfache Untersuchungen nach wie vor durch Abtasten und Erspüren, doch alle komplizierten Untersuchungen werden von technischen Geräten übernommen. Ultraschall, MRT und CT geben uns fantastische Möglichkeiten, ins Innere des Körpers zu blicken, ohne auf invasive Verfahren zurückgreifen zu müssen. Das führt dazu, dass sich die Interaktion von Arzt und Patient verstärkt auf eine Besprechung der Ergebnisse beschränkt, bei der man sich an einem Schreibtisch gegenübersitzt. Das ist schade, denn die Patienten würden von einem persönlicheren Kontakt und mehr Berührungen profitieren. Und auch so mancher Arzt würde sicher gern einem Patienten die Hand auf die Schulter legen oder ihn gar umarmen, wenn er eine schlechte Nachricht überbringen muss. Doch die erwartete Professionalität steht dem im Wege.

Historische Überlieferungen belegen den Gebrauch von heilenden Berührungen in verschiedenen Kulturen, beispielsweise in China, Persien und Indien. In einem indischen Text aus dem 6. Jahrhundert v. Chr. heißt es: «Massage erfrischt den Körper, die Adern, die Haut und Gelenke, fördert den Kreislauf, stärkt

Nerven und erweckt wohltuende Gefühle der Gesundheit, Reinheit und des Glücks.» Auch in der christlichen Tradition spielt Heilung durch Berührung eine Rolle: Jesus heilte Kranke durch Berührungen. Heutzutage nutzen viele alternative Heilmethoden Berührung, vor allem im Bereich der Schmerztherapie: von der klassischen Massage über Akupressur bis hin zu Shiatsu und Reiki. Es existieren zahlreiche Hinweise darauf, dass eine erste Verbesserung des Zustands eines Patienten (zumindest bei leichteren Erkrankungen) bereits durch die Interaktion mit dem Arzt hervorgerufen werden kann. Dies beruht auf dem Placebo-Effekt, also dem Glauben daran, dass ein Mittel eine bestimmte Wirkung hat. Der Placebo-Effekt in der Interaktion mit dem Arzt wird durch das Gefühl hervorgerufen, dass es jemanden gibt, der sich auskennt und sich um einen kümmert. Ein weiterer heilungsverstärkender Faktor ist, dass Patienten, die sich gut beraten fühlen und ein vertrauensvolles Verhältnis zu ihrem Arzt haben, sich eher an die verschriebene Therapie halten, also eher ihre Medikamente nehmen oder ihre Übungen machen. Durch empathische Berührungen kann ein Arzt sowohl das Gefühl, «in guten Händen zu sein», vermitteln und so den Placebo-Effekt der Interaktion verstärken als auch das Vertrauensverhältnis verbessern. Hierbei spielen natürlich wie in allen Lebensbereichen die individuelle Situation und die persönliche Geschichte der Beteiligten eine Rolle.

Auch im Pflegebereich herrschen oft Kühle und Zurückschrecken vor leiblichem Kontakt. Die Gepflegten werden lediglich mit Handschuhen angefasst und auch der Kontakt zwischen ihnen wird vom Personal möglichst gering gehalten. Bei Demenzpatienten gibt es das Symptom der sexuellen Enthemmung, das man auf jeden Fall vermeiden möchte. Dabei können gerade in der späten Phase der Demenz Kommunikation und In-Kontakt-Treten nur noch über Berührung erfolgen. Der britische Berührungstherapeut Luke Tanner berichtet, dass er oft einfach nur die Hand einer Patientin hält oder einen Patienten sich an seiner Schulter anlehnen lässt. Jedoch muss er in vielen Demenz-Pflegezentren seine Angebote als «Massage» betiteln; Berührungen sollen in der Altenpflege einen Zweck erfüllen, allem darüber hinaus schlägt Skepsis entgegen. Das ist einerseits nachvollziehbar, da Leiblichkeit ein sensibles Thema ist und gerade in der Pflege Patienten und Pfleger vor Übergriffen geschützt werden müssen. Dass es aber zu einer regelrechten Berührungsaversion führt, kann auch nicht die Lösung sein. Zahlreiche Studien belegen den positiven Effekt von Berührungen bei Demenzpatienten. Nach Massagen oder freundlichen Berührungen zeigten diese weniger Anzeichen von Angst, Nervosität und Rastlosigkeit.

# 8.
# Die Wissenschaft hinter Kuschelpartys, Tantra und Wohlergehen

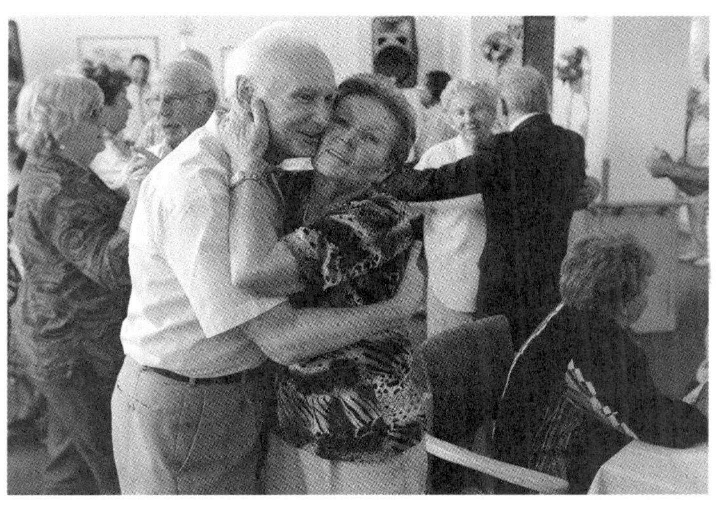

Linnea ist schon seit Jahren Single. Das findet sie nicht weiter schlimm. Linnea arbeitet als Personalchefin, ein Job mit Verantwortung und einer guten Zukunftsperspektive. Der Job ist manchmal stressig, doch sie verdient gut, hat Geld für Reisen und immer noch genug Zeit, um mit ihren Freunden auszugehen. Alles in allem geht es Linnea gut, sie ist zufrieden mit ihrem Leben und hat nicht das Gefühl, dass sie einen Partner bräuchte, um sich vollständig zu fühlen. Um das viele Sitzen auf der Arbeit auszugleichen und etwas für ihren Körper zu tun, hat Linnea mit einem Yoga-Kurs angefangen und empfindet die regelmäßigen Übungen bereichernd. Sie fühlt sich danach entspannt und hat gleichzeitig das Gefühl, sich richtig ausgepowert zu haben. Der spirituelle Aspekt wird in ihrem Kurs kaum betont, bei den Atemübungen am Ende geht es lediglich um Entspannung. Das gefällt Linnea, sie kann dem Spirituellen nicht viel abgewinnen.

## Selbsterfahrung

Eines Abends kommt Linnea nach dem Kurs mit einer anderen Teilnehmerin ins Gespräch. Die beiden beschließen, noch gemeinsam etwas trinken zu gehen. Im Café nebenan bestellt Linnea einen Kaffee und Viola einen Kombucha. Schnell stellt sich heraus, dass sie viel gemeinsam haben. Auch Viola ist zufriedener Single, geht gern ins Theater und reist viel. Doch manchmal, sagt Viola, würde ihr der intime Kontakt zu anderen Menschen fehlen. Linnea ist überrascht, denn Viola ist ein überaus herzlicher Mensch, sie berührt Linnea während des Gesprächs regelmäßig, um ihre Zustimmung oder ihr Interesse auszudrücken. Auf den Gedanken, dass Körperkontakt einem fehlen könnte – nicht Intimitäten mit einer geliebten Person, sondern die körperliche Nähe an sich –, ist Linnea noch nie gekommen. Viola fährt fort zu berichten, dass sie plane, demnächst ein Tantra-Seminar zu besuchen. Linnea wundert sich umso mehr. Ist Tantra nicht besonders intensiver, spiritueller Sex? Was macht man denn da als Single in einem solchen Seminar? Haben alle Seminarteilnehmer miteinander Sex oder geht es da um Selbstbefriedigung? Viola lacht und verneint. Tantra ist eine ganzheitliche, philosophische Richtung, entstanden aus einer Strömung von Hinduismus und Buddhismus, erklärt sie. Atemübungen und Kundalini-Yoga gehören hier ebenso dazu wie Mandalas und magisch-spirituelle Vorstellungen. Zwar spielt in der ursprünglichen Tantra-Lehre ritualisierter Sex auch eine Rolle – und das ist es, was im Westen oft als Tantra gelehrt wird –, doch in dem Seminar, das Viola besucht, geht es um Selbsterfahrung. Durch tantrische Übungen, beschreibt sie ihre eigenen Erfahrungen, würde sie lernen, ihr Inneres besser wahrzunehmen und sich so für andere mehr zu öffnen. Dazu gehört auch, offener für Berührungen zu sein oder zumindest das eigene Bedürfnis nach leiblichem Kontakt mit anderen besser zu erkennen und zu verstehen. Eine Art experimentelle Selbstwahrnehmung. Letztendlich sei das Ziel ein Erwachen, eine Art Erleuchtung. Linnea ist skeptisch. Viola ist ihr sehr sympathisch, aber dieses spirituelle Denken ist ihr fremd.

Die *Wahrnehmung des Inneren* oder die *Achtsamkeit für die inneren Prozesse* – solche Ausdrücke klingen für die resolute Linnea, die nur mal einen Yoga-Kurs um ihrer Fitness willen besuchen wollte, äußerst esoterisch und nach New-Age-Bewegung. Recht besehen handelt es sich aber auch um wissenschaftliche Konzepte. Inwiefern, das möchte ich genauer erläutern.

Die Fähigkeit zur Wahrnehmung des Zustands des eigenen Körpers ist notwendig für das Überleben eines Individuums.

Wir haben bereits vom Konzept der Interozeption gehört. Das ist gewissermaßen die Fähigkeit, die Antwort auf die Frage «Wie geht es mir?» zu geben. Zur Interozeption gehört neben der Wahrnehmung der Position des Körpers («Propriozeption») auch das Gefühl von Frieren oder Warmsein, Hunger, Durst, Jucken, das Bedürfnis nach Atmung («Luft-Hunger»), wenn man den Atem anhält, aber eben auch die sanfte Berührung, die über C-taktile Fasern vermittelt wird. Wir müssen in der Lage sein, wahrzunehmen, dass wir hungrig sind, um dann die entsprechenden Entscheidungen zu treffen, um den Hunger zu stillen. Gleichzeitig müssen jedoch auch alle anderen inneren Zustände und die Situation, in der wir uns befinden, mit diesem Bedürfnis integriert werden. Wenn wir hungrig sind, aber gerade ein wilder Tiger vor uns auftaucht, sollten wir besser weglaufen, statt zu essen. Wenn wir hungrig sind, haben wir weniger Lust auf Sex. Um Entscheidungen zwischen konkurrierenden Bedürfnissen zu treffen, müssen alle notwendigen Informationen im Gehirn zusammenlaufen. Ein einfacher Reflex, der bei Hunger eine Essaktivität auslöst, reicht nicht aus. Denn dann würden mögliche Gefahren der Umgebung ausgeblendet, und unsere Vorfahren wären viel zu oft selbst zur Mahlzeit geworden, wenn sie gerade genüsslich ein Mammut verspeisten.

Unser Körper versucht stets, zu einem bestimmten Zustand zurückzukehren, ein Gleichgewicht zu finden und alle seine Bedürfnisse zu erfüllen. Das ist eine komplizierte Aufgabe, denn es bedeutet, alle möglichen inneren Bedürfnisse und äußeren Umstände miteinander zu verknüpfen. Das Gehirn muss dann ausrechnen, welches Bedürfnis (Nahrungsaufnahme oder Sex) gerade am größten ist, und zudem ständig die Außenwelt beobachten und auf mögliche Gefahren hin analysieren. Und natürlich auch angemessen reagieren: Kommt ein Tiger, sofort Nahrungsaufnahme oder Sex abbrechen und das Programm «Flucht» starten.

*Das innere Gleichgewicht finden* – auch das ist ein Schlagwort, das Linnea abschrecken würden, das sie vielleicht als esoterisch abtun würde und das wie die ewig wiederkehrende Schlagzeile eines Frauenmagazins klingt. Doch es ist ein wissenschaftliches Faktum, dass unser Körper ständig versucht, ein solches inneres Gleichgewicht herzustellen. Nur sagt man in der wissenschaftlichen Sprache «Equilibrium» oder «Homeostasis» statt Gleichgewicht. Wer in der Lage ist, dieses innere Gleichgewicht herzustellen und zu erhalten, der fühlt sich wohl. Dafür müssen wir unsere Bedürfnisse wahrnehmen – das bedeutet, unserer Interozeption Aufmerksamkeit schenken. Eine bedeutende Theorie in der Neurowissenschaft (das sogenannte «predictive coding model») besagt, dass unser Gehirn ständig die aktuellen Wahrnehmungen mit seinen Erwartungen abgleicht – und dass es das «Ziel» unseres Gehirns ist, alles – Wahrnehmungen und Ereignisse – so gut wie möglich vorhersagen zu können. Das ist eigentlich ganz logisch. Die Folge davon ist, dass wir ständig lernen und unser Verhalten kontinuierlich an die Umwelt und unsere Erfahrungen anpassen. Bezogen auf unsere Wahrnehmung des Inneren bedeutet es, dass wir permanent den aktuellen Zustand unseres Körpers mit dem gewünschten oder erwarteten Zustand vergleichen.

Wenn sich Erwartung und Realität nicht entsprechen, dann versuchen wir, dies auszugleichen. Das kann durch zwei verschiedene Mechanismen geschehen: entweder indem wir unsere Erwartung ändern, oder indem wir versuchen, die Realität zu ändern. Wir werden also beispielsweise etwas essen, wenn wir hungrig sind. Doch wenn über längere Zeit kein oder nur wenig Essen verfügbar ist, passen wir unsere Erwartung an – und sind weniger hungrig. Wenn wir uns nach Nähe sehnen, umarmen wir unseren Partner. Ist jedoch keiner da, den wir umarmen können, nicht nur einmal, sondern wiederholt, dann ändern wir unsere Erwartung: Das gefühlte Bedürfnis nach körperlicher Nähe nimmt ab. Es bedeutet nicht, dass körperliche Nähe und Berührungen uns nun weniger guttun, sondern nur, dass wir unsere Erwartungen angepasst haben, um das innere Gleichgewicht zu erhalten.

Dies ist ein enorm wichtiger Punkt. Denn tatsächlich spüren wir ja selten, dass es uns an Berührung fehlt. Viele Menschen, die in unserer körperlich eher distanzierten Kultur aufgewachsen sind, werden nicht ein Bedürfnis danach verspüren, andere Menschen mehr zu berühren oder öfter berührt zu werden. Denn das sind wir gewohnt, das sind die Erwartungen, die wir haben. Es bedeutet jedoch nicht, dass uns allen nicht ein bisschen mehr Herzlichkeit und zwischenmenschliche Berührungen guttun würden! Die wissenschaftlichen Beweise dafür, dass dies der Fall ist, habe ich zur Genüge dargelegt.

Um aber überhaupt in der Lage zu sein, unsere Bedürfnisse richtig wahrzunehmen, müssen wir ihnen Aufmerksamkeit schenken – und die Fähigkeit dazu, die sich mit dem Wort *Achtsamkeit* beschreiben lässt, ist nicht bei allen Menschen gleich stark ausgeprägt. Wie lässt sich so etwas wissenschaftlich messen? Ein einfacher Versuchsaufbau ließ Teilnehmer einschätzen, ob der Ton, den sie hörten, mit ihrem Herzschlag synchron war oder nicht. Die Phase, in der die Teilnehmer ihre Aufmerksamkeit nach innen richteten, ging einher mit der Aktivierung bestimmter Regionen im Gehirn: dem anterioren, cingulären Kortex, der häufig mit Prozessen, die mit dem Selbst zu tun haben, in Verbindung gebracht wird, und der anterioren Insula. Das spannende Ergebnis der Studie war, dass die Aktivierung der anterioren Insula mit der Fähigkeit zusammenhing, die Synchronität der Töne mit dem eigenen Herzschlag zu erkennen. Tatsächlich hing sogar die individuelle Größe der anterioren Insula mit dieser Fähigkeit zusammen.

## Yoga und Interozeption

Verschiedene Studien legen nahe, dass eine mangelhafte Wahrnehmung der inneren Zustände und Bedürfnisse vielen gesundheitlichen Problemen zugrunde liegt, darunter Essstörungen, Depression, chronische Schmerzsyndrome und posttraumatische Belastungsstörung. Wenn Patienten üben, die Signale ihres Körpers wieder besser wahrzunehmen und ihnen zu vertrauen, kann dies jedenfalls ein wichtiger erster Schritt zur Besserung sein. Die Fähigkeit zur Wahrnehmung der inneren Prozesse und Bedürfnisse aber lässt sich trainieren, unter anderem durch Yoga und Meditation. Zwar beschäftigt sich die Forschung noch nicht lange mit dem Thema Yoga, doch einige Studien geben Hinweise darauf, dass das Praktizieren von Yoga bei verschiedenen psychiatrischen Erkrankungen helfen kann, unter anderem bei Depression und Schlafstörungen. Tatsächlich konnte gezeigt werden, dass bei Menschen, die regelmäßig Yoga praktizieren, die Insula größer war als bei einer Kontrollgruppe. «Größer» – das bedeutet, sie hatten mehr graue Substanz in dieser Region. Unter «grauer Substanz» versteht man den Bereich, in dem sich die Zellkörper der Neurone befinden. Ein Mehr an grauer Substanz bedeutet, dass die Neurone stärker vernetzt sind, dass sie mehr Synapsen bilden – sich nicht vermehren, aber vergrößern. Die Menge an grauer Substanz hing sogar damit zusammen, wie lange die Personen schon Yoga praktizierten. Ein wichtiges Ergebnis – denn sonst könnte man argumentieren, dass vielleicht Menschen mit größerer Insula mehr Interesse an Yoga hätten. So aber können wir davon ausgehen, dass das Praktizieren von Yoga zu einer anatomischen Veränderung führt. Dass dies weitere Konsequenzen hat, konnte die

Studie ebenfalls zeigen: Die Yogis hatten eine höhere Toleranz für Schmerz – und wie hoch ihre Schmerztoleranz war, hing ebenfalls mit der Größe ihres Insula-Kortex zusammen. Welcher Aspekt des Yoga-Trainings die anatomischen Veränderungen und die höhere Schmerztoleranz auslöst, ob Atemübungen, meditative Einheiten oder die körperliche Betätigung, bleibt unklar. Möglicherweise ist es die Kombination verschiedener Praktiken, die dem positiven Effekt zugrunde liegen. Was auch immer der genaue Mechanismus sein mag, eines zeigt die Studie eindeutig: dass die Insula, die eine enorm wichtige Rolle bei der Interozeption spielt, durch Yoga trainiert werden kann.

Was die Forschung Interozeption nennt, ist in fernöstlichen Kulturen unter anderen Namen bekannt. Auch die genannten Ziele dieser Übungen sind andere: Erleuchtung, Offenheit, Achtsamkeit, ein Gefühl von Verbundenheit mit der Welt und allen Dingen und Wesen – der Effekt jedoch ist der gleiche: Die Fähigkeit zur Wahrnehmung der inneren Prozesse wird erhöht. Dass dies nicht lediglich sensibler macht, zeigt das Beispiel der erhöhten Schmerztoleranz der Yogis. Vielmehr scheint sich nicht nur die Fähigkeit zu verbessern, die eigenen Bedürfnisse zu erkennen, sondern gleichzeitig auch die Fähigkeit, diese Bedürfnisse und Empfindungen auszugleichen, und zwar nicht nur Hunger und Durst, sondern auch das Bedürfnis nach zwischenmenschlicher Nähe und Berührung – was wiederum zu mehr Wohlbefinden führen wird. Und womöglich kann eine verbesserte Wahrnehmung der eigenen Bedürfnisse sogar helfen, bei zahlreichen psychiatrischen Erkrankungen die Symptome zu lindern.

Anatomische Veränderungen durch das Trainieren von Interozeption finden sich nicht nur im Gehirn, sondern auch im Rückenmark – zumindest bei Mäusen. Eine Studie fand, dass unbekannte Tastempfindungen und Berührungen bei Mäusen dazu führten, dass im Rückenmark, im dorsalen Horn, neue Neurone gebildet wurden! Schon zwei Stunden nach dem neuen Berührungserlebnis bildeten sich neue Zellen. Wie viele, hing auch davon ab, mit wie vielen neuartigen Berührungserfahrungen die Maus konfrontiert wurde und wie lange sie mit den neuen Oberflächen interagieren konnte. Es wäre großartig, wenn sich zeigen sollte, dass wir Menschen ebenfalls die Fähigkeit haben, durch Berührungen die Bildung neuer Neurone im Rückenmark anregen zu können. Es würde bedeuten, dass sich unsere Wahrnehmungen und Empfindungen von Berührung verändern und anpassen können. Besonders relevant könnte dies auch für Patienten mit chronischen Schmerzen sein, da Schmerzreize ebenfalls in dieser Region des dorsalen Horns im Rückenmark verarbeitet werden.

## Brauchen wir Kuschelpartys?

Linnea findet diese Zusammenhänge zwischen alten spirituellen Praktiken und neuesten wissenschaftlichen Forschungsergebnissen überzeugend und aufregend. Doch Viola berichtet noch von weiteren Erfahrungen aus einer Welt, die Linnea völlig fremd ist. Sie nehme regelmäßig an Kuschelpartys teil und habe so ein Interesse daran entwickelt, wie man sich anderen Menschen öffnen und durch Berührungen näherkommen könne.

Wir haben bereits gesehen, dass Liebesbeziehungen mit regelmäßigem Körperkontakt, ob nun Küssen, Sex oder Streicheleinheiten, nicht nur für das seelische Wohlergehen gut sind, sondern auch für die Gesundheit. Doch auch derjenige, der keinen Partner hat, sollte in den Genuss der positiven, gesundheitsfördernden Effekte von Berührungen kommen können. In einer Gesellschaft, in der intimere Berührungen sich auf partnerschaftliche Beziehungen beschränken, entsteht hier eine Marktlücke. So hat sich an dieser Fehlstelle bereits ein kommerzieller Markt gebildet, der den Mangel an Berührungen ausgleichen soll. Tatsächlich können professionelle Massagen ebenso zu einer Ausschüttung von Oxytocin führen, wie das Kuscheln mit einem lieben, nahestehenden Menschen (übrigens nicht nur beim Massierten, sondern auch beim Masseur). Immer neue Praktiken werden erfunden, die Menschen helfen sollen, die sich mehr Nähe und Körperkontakt wünschen: etwa die sogenannte Achtsamkeitsmassage, die sogar gegen leichte bis moderate depressive Episoden helfen soll. Inzwischen existiert sogar der Beruf des Kuscheltrainers, der Seminare im Kuscheln oder Kuschel-Events anbietet, bei denen in Gruppen gekuschelt, geschmust und gestreichelt wird. Diese «Kuschelparty»-Veranstaltungen gibt es seit über zehn Jahren in Deutschland, inzwischen in allen größeren Städten. Sie sind nicht sexuell motiviert – die Regeln beinhalten, dass man sich nicht küssen darf und keine erogenen Zonen berühren sollte. Sie sollen lediglich unser Bedürfnis nach Körperkontakt erfüllen, nach Wärme, Sicherheit und Geborgenheit. An sich eine gute Idee – doch irgendwie auch erschreckend. Dass wir geplante Kuschel-Events benötigen, zeigt letztendlich nur, dass unsere individualisierte und – um es überspitzt auszudrücken – berührungsfeindliche Gesellschaft gewisse Grundbedürfnisse der Menschen nicht erfüllen kann. Dabei bedarf es ja eigentlich keiner Anleitung zum Kuscheln und Streicheln. Wir wissen instinktiv, wie das geht. Es bedarf nur anderer Menschen, die mitmachen. Woran mag es liegen, dass viele Menschen Kuscheleinheiten in einem anonymen oder professionellen Zusammenhang leichter zulassen können als in einem persönlichen?

Vielleicht haben wir Angst, dass sich aus den Berührungen emotionale Abhängigkeiten ergeben, die wir nicht bedienen können. Das Kuscheln mit Fremden versorgt unser Bedürfnis nach Körperkontakt, ohne Beziehungen zwischen den Teilnehmern schaffen zu wollen. Weil liebevolle Berührungen in unserer Gesellschaft stark sexualisiert werden, mag es sich seltsam anfühlen, einen Freund oder eine Freundin sanft zu streicheln oder lange zu umarmen.

Die Menge und Häufigkeit von liebevoller, körperlicher Interaktion scheint mit zunehmendem Alter abzunehmen. Teilnehmer von Kuschelpartys sind meist zwischen dreißig und fünfzig oder sechzig Jahre alt. Während Kinder sich ständig und ungehemmt berühren, nimmt die Selbstverständlichkeit dieser Berührungen mit der Pubertät ab. Weil in diesem Alter das Sexuelle eine besonders große Bedeutung hat, werden Berührungen oft sexualisiert, doch sind sie immer noch häufig, insbesondere zwischen Freundinnen. Irgendwann in diesem Prozess des Erwachsenwerdens gehen dann die Selbstverständlichkeit und die Leichtigkeit der Berührungen verloren. Kulturelle Normen erhalten einen immer größeren Einfluss auf das Verhalten – nicht nur unbewusst. Wenn die rebellischen Teenagerjahre vorbei sind, möchten die meisten sich anpassen, in die Gesellschaft eingliedern und «erwachsen» wirken. Dieses *Erwachsenwirken* beinhaltet, professionell und eigenständig zu sein, zwei Eigenschaften, die wenig mit Körperkontakt zu tun haben. Doch wenn wir dann mit ungefähr Anfang dreißig – hoffentlich – über den Wunsch nach *Erwachsenwirken* hinauskommen, haben wir die Selbstverständlichkeit und Leichtigkeit verloren, die uns vorher noch eigen war. Nun fällt uns das Berühren unserer Mitmenschen schwerer, oft fühlt es sich unangebracht oder gar aufdringlich an. Wir müssen es wieder lernen, oft mit bewussten, kleinen Schritten: jemandem beim Bedanken die Hand auf den Arm legen, sich ein wenig länger oder fester umarmen als gewöhnlich – solche kleinen Gesten vermitteln anderen Offenheit und Herzlichkeit. Gleichzeitig sind sie geringfügig genug, um nicht abzuschrecken. Denn unser Ziel sollte es ein, unsere Gesellschaft wieder berührungsfreundlicher zu machen, anstatt unser Bedürfnis nach Körperkontakt zu kommerzialisieren und an professionelle «Berührer» outzusourcen.

Linnea findet die Idee der Kuschelpartys interessant, doch kann sie sich nicht vorstellen, an so etwas teilzunehmen. Es beeindruckt und fasziniert sie, von Violas Erfahrungen zu hören. Doch intensiver Körperkontakt mit Fremden, das ist nichts für sie – sie lehnt Violas Einladung ab, einmal mitzukommen. Wer wie Linnea Single ist und keine Lust auf Kuschelpartys oder sinnliche Massagen hat, kann sich mit den gesundheitsförderlichen Effekten von Oxytocin «selbst versorgen»: Wie schon beschrieben löst auch das Streicheln eines Haustieres, Singen, sogar das Verspeisen von leckerem Essen die Freisetzung von Oxytocin aus. Kuschelpartys sind sicher nicht jedermanns Sache, und Berührungen von Menschen, die einem emotional nahestehen, werden immer mehr Bedeutung haben und mehr Wohlgefühl vermitteln als Kuscheleinheiten mit Fremden. Sobald Berührungen nur deshalb gegeben oder angenommen werden, um von ihren positiven Effekten zu profitieren, wird sich der gewünschte Effekt kaum einstellen. Liebevolle Berührungen lassen sich problemlos in den Alltag integrieren, doch sollte dahinter nicht irgendein Leistungsgedanke stehen, also dass dies eine weitere Bedingung ist, die wir erfüllen müssen, um ein zufriedenes und gesundes Leben zu führen. Vielleicht müssen wir das liebevolle und herzliche Berühren unserer Mitmenschen wieder bewusst einüben, doch sollte dies aus Neugierde und Offenheit unseren Mitmenschen gegenüber geschehen und nicht bloß ein Punkt auf der Wellnessliste sein – nach dem Motto «Yoga, Smoothie, Achtsamkeitstraining und einen Freund streicheln: erledigt, nun bin ich glücklich und erfüllt».

# 9.
# Berührungen in Zeiten der virtuellen Kommunikation

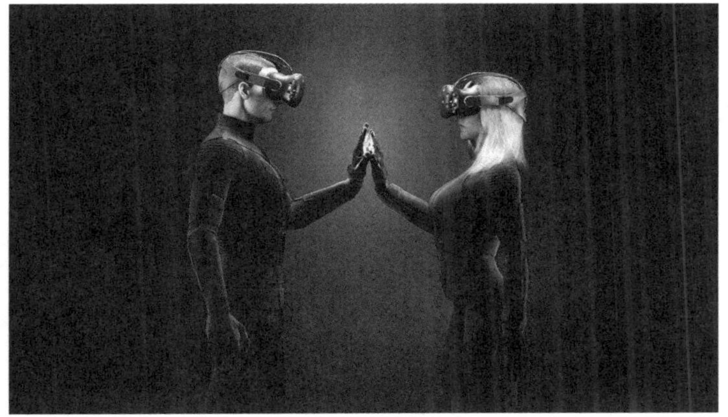

Daniel und Stefanie sind seit einem Jahr ein Paar. Daniel lebt in Deutschland und Stefanie in Kalifornien. Der Flug dauert über zwölf Stunden und ist teuer, daher sehen die beiden sich nur einige Wochen im Jahr. Das soll sich zwar in Zukunft ändern, aber bis dieser große Umzug realisiert ist, führen die beiden eine Fernbeziehung. In unserer globalisierten Welt beschränkt sich für viele Paare der Beziehungsalltag auf Skype, Facetime oder Google Hangouts. Daniel und Stefanie nutzen Videotelefonie nicht nur, um miteinander zu sprechen, sondern auch, um Zeit miteinander zu verbringen. Sie bestellen sich Pizza und essen gemeinsam. Sie schauen denselben Film zur gleichen Zeit und diskutieren dabei über die Handlung. Auch ihre intimeren Momente spielen sich über das Internet ab. Im Laufe des Tages senden sie sich regelmäßig Fotos über Nachrichtendienste, so dass der Partner besser am Leben auf der anderen Seite des Globus teilhaben kann.

## Fernbeziehungen und Mitgefühl

Es gibt inzwischen viele Möglichkeiten, die uns erlauben, mit unserem Partner in Kontakt zu bleiben, selbst wenn er oder sie sich Zehntausende Kilometer entfernt aufhält. An sich ist das großartig. Doch kaum jemand ist mit dem Zustand einer Fernbeziehung auf Dauer zufrieden. Trotz Videotelefonie und Nachrichtendienst bleiben viele Bedürfnisse unerfüllt. Es genügt eben nicht, sich auf einem Bildschirm zu sehen und miteinander zu sprechen. Die tatsächliche Präsenz eines anderen Menschen ist doch etwas ganz anderes. Natürlich ist dies im Fall einer romantischen Beziehung besonders eindeutig, zeichnet sie sich doch gerade durch körperliche Intimität aus. Aber auch Freundschaften und familiäre Beziehungen leiden unter räumlicher Distanz. Ein Videotelefonat kann ein gemeinsames Kaffeetrinken nicht ausreichend ersetzen. Zumindest noch nicht. Den anderen zu riechen, die Haut des anderen zu streicheln, die Wärme des anderen zu spüren, all das kann ein Videotelefonat nicht ersetzen. Und selbst wenn Daniel ein weinendes Emojis an Stefanie schickt, um auszudrücken, dass er über etwas sehr traurig ist, ersetzt das doch nicht die leibliche Erfahrung, die Stefanie erleben würde, säße er tatsächlich neben ihr und würde weinen. Sie spürt nicht dieselbe Empathie, dasselbe Mitgefühl, wie wenn Daniel neben ihr auf der Couch sitzt. Das völlige Mitgehen mit den Emotionen des anderen, ob nun Trauer, Schmerz oder Freude, benötigt offenbar einen geteilten Raum und eine tatsächliche, leibliche Präsenz. In der Regel vermitteln wir anderen Menschen unsere Emotionen nicht sprachlich, sondern durch all die zusätzlichen Kommunikationssignale, die wir der Sprache beigeben. Der Tonfall, die Mimik und Gestik, die Körperhaltung und eben auch der Körperkontakt teilen unserem Gesprächspartner mindestens genauso viel mit wie die Sätze, die wir miteinander sprechen. Wir benötigen Sprache gar nicht so dringend, wie wir oft denken, wir können Emotionen auch sehr gut ohne Worte kommunizieren. So zeigen Studien, dass es uns möglich ist, einem unbekannten Versuchspartner verschiedene Emotionen allein durch Berührungen zu vermitteln, und zwar das ganze Spektrum: Ärger, Angst, Ekel ebenso wie Liebe, Dankbarkeit und Mitgefühl. Um Emotionen zu vermitteln, nutzen wir verschiedene nonverbale Kanäle: die Körperhaltung, den Gesichtsausdruck oder Berührungen. Wenn Versuchsteilnehmer die Art und Weise der Kommunikation frei wählen können, nutzen sie bestimmte Kanäle eher für bestimmte Emotionen: die Körperhaltung zum Vermitteln von Scham, Schuld oder Stolz, das Gesicht, also die Mimik, für Wut, Ekel, Angst,

Freude und Traurigkeit – und Berührungen zur Kommunikation von Liebe und Mitgefühl. Wenn uns die Berührung als Kanal der Kommunikation verwehrt bleibt, welchen Einfluss hat das auf unsere Beziehungen? Wie können zwischenmenschliche Beziehungen ohne eine gute Vermittlung von Liebe und Mitgefühl funktionieren?

Von großer Wichtigkeit ist auch ein weiteres Ergebnis derselben Studie: Die Empfänger, also die Teilnehmer, denen die Emotionen mitgeteilt werden sollten, konnten eine bestimmte Emotion immer dann am besten erkennen, wenn sie auf dem vom Sender bevorzugten Kanal übermittelt worden war. Sie konnten beispielsweise Wut leichter als Wut erkennen, wenn das Gegenüber Wut durch Mimik ausdrückte und nicht durch die Körperhaltung oder eine Berührung. Das könnte daran liegen, dass wir evolutionär darauf programmiert beziehungsweise kulturell darauf trainiert sind, diese nonverbalen Methoden für die Kommunikation ganz bestimmter Emotionen zu nutzen. Wenn nun die meisten Menschen Liebe und Mitgefühl am liebsten durch Berührungen vermitteln und wenn Liebe und Mitgefühl am besten als solche erkannt und verstanden werden, wenn sie als Berührung daherkommen, haben Daniel und Stefanie und alle Paare in Fernbeziehungen und alle getrennten Familien und Freunde, dann haben letztendlich wir alle ein Problem.

## Smartphones und Roboter

Während zwischenmenschliche Berührungen kontinuierlich abnehmen, interagieren wir mit unseren technischen Gadgets durch Berührungssignale. Wir teilen unserem Telefon über den Touchscreen unsere Befehle mit. Wir nennen es «Wischen» – aber ist das langsame Scrollen durch den Newsfeed in sozialen Medien nicht viel mehr eine Art Streicheln? Wir vergrößern und verkleinern mit den Fingerspitzen, wir spielen alle möglichen Spiele auf dem Smartphone – alles über den Touchscreen. So nutzen wir also nach wie vor unseren taktilen Sinn in einem uns zumeist unbewussten, aber ungeheuren Ausmaß im Alltag. Und auch umgekehrt meldet sich das Smartphone bei uns durch ein sanftes Vibrieren. Ob diese in gewisser Weise intime Interaktion mit dem Smartphone unsere Beziehung zu dem Gerät verändert, den unbelebten Gegenstand etwa emotional auflädt, ist noch unerforscht, wenn es auch sehr naheliegt. Es gibt Hinweise darauf, dass die Häufigkeit der Smartphone-Nutzung mit Depression und Angststörungen zusammenhängt. Allerdings handelt es sich hierbei lediglich um Korrelationen, keine Kausalzusammenhänge. Es ist also nicht klar, ob die Nutzung des Smartphones zur mehr Depressivität und Ängstlichkeit führt, oder ob umgekehrt Menschen, die depressiv und ängstlich sind, ihr Smartphone mehr benutzen. Ob die Symptome von Depression und Angststörung womöglich mit einer Kommunikationsmethode zusammenhängen, die mehrere Sinne nicht ausreichend stimuliert, darüber lässt sich nur spekulieren. Und welchen Effekt die mangelhafte Stimulation des Berührungssinnes auf die Entwicklung des Gehirns bei Kindern und Jugendlichen hat, wird sich wohl erst in der nahen Zukunft herausstellen. Jedoch kann wohl jeder aus eigener Erfahrung sagen, dass sich ein Gespräch, bei dem der Partner oder die Freundin anwesend sind, viel erfüllender anfühlt, als ein Hin- und Herschicken von Whatsapp-Nachrichten. Und sicher teilen auch die meisten die Erfahrung, wie leicht diese Art von Gespräch zu Problemen führt, etwa wenn ein Freund einen negativen Tonfall in einen Satz hineinliest, der ganz neutral gemeint gewesen war etc. Missverständnisse sind bei dieser Art von Kommunikation vorprogrammiert, da unsere menschliche Kommunikation eben über wesentlich mehr Kanäle, sprich Sinne, verläuft als lediglich über geschriebene Worte.

Natürlich hat der Markt das längst erkannt; zahlreiche Start-Ups versuchen nichtvisuelle und nichtverbale Kommunikation über den virtuellen Raum hinweg zu ermöglichen, indem sie Methoden entwickeln, die eine Art Fernberührung möglich machen sollen. Ein Projekt namens «InTouch» soll die Illusion hervorrufen, dass zwei räumlich getrennte Personen mit demselben Gegenstand interagieren. Tatsächlich würden Daniel und Stefanie jeweils mit ihren eigenen Objekten hantieren, doch was auch immer Stefanie mit ihrem Objekt anstellte, es würde auch das von Daniel betreffen. Das Original aus dem Jahr 1997 besteht aus drei beweglichen Rollen, die rotieren, wenn der Partner seine Rollen dreht. Man könnte sich auch gut eine Art Knautschobjekt vorstellen, dass beide Partner gemeinsam formen können. Dieses Projekt ermöglicht eine gewisse leibliche Gemeinsamkeit, doch der wirklich soziale Effekt der direkten, liebevollen Berührung kann nicht entstehen.

Eine ähnliche Idee aus dem Jahr 2001, das RobotPHONE, erlaubt zwei räumlich getrennten Nutzern, Formen mit Hilfe eines Roboters nachzustellen. Darin steckt das Potenzial, eine wichtige Komponente der sozialen Kommunikation zu ersetzen: Gestik und Mimik. Der Roboter könnte beispielsweise die Form eines Teddybären oder womöglich eines personalisierten kleinen Avatars annehmen, der dann Gestik und Mimik einer Person spiegelt. Die ursprüngliche Idee der Entwickler war, dass beide Nutzer einen Teddybär-Roboter haben. Bewegt einer der beiden den Arm seines Teddybären, bewegt sich auch der Arm des anderen Teddys. Technologisch ist es mittlerweile durchaus machbar, dass der «Sender» kein Roboter ist, sondern dass die kommunizierenden Personen an den entscheidenden Stellen im Gesicht oder am Körper Sensoren tragen; dadurch kann der Roboter des Empfängers die tatsächliche Gestik und Mimik des Senders live und beinahe in Echtzeit spiegeln. Der Roboter selbst muss auch nicht mehr als Teddybär daherkommen, sondern lässt sich mit Hilfe eines 3D-Druckers als verkleinerte Ausgabe des kommunizierenden Partners gestalten. So könnte man aus der Ferne eine animierte Puppenversion von sich selbst steuern. Wäre das wundervoll oder gruselig? Ich bin mir nicht sicher.

Andere Technologien nutzen Vibrationen und Wärme, um ein gewisses Gefühl von körperlicher Nähe und Berührung zu simulieren. Die Idee dabei ist, dass ein Nutzer eine Berührung verschicken kann, ähnlich wie eine Textnachricht. Die meisten Projekte nutzen dafür bisher Joysticks oder kleine Vibrator-ähnliche Objekte. Denkbar wäre auch ein «Wearable», ähnlich den gerade aktuellen Fitness- und Gesundheitstrackern. So könnten zwei Partner eine Kette mit Anhängern tragen, die Temperatursensoren beinhalten (dies ist die Idee hinter einem Projekt namens «Familyware»). Wenn Daniel an Stefanie denkt und das ausdrücken möchte, könnte er seinen Anhänger in der Hand drücken, so dass er sich aufwärmt. Diese Wärme kann dann auf Stefanies Anhänger übertragen werden. Wärme, das haben wir bereits gehört, vermittelt besonders gut ein Gefühl von Nähe und Verbundenheit. Wenn sich nun Stefanies Anhänger erwärmt, spürt sie, dass ihr Freund an sie denkt. Dies ist unauffälliger und weniger störend, als wenn sie eine Textnachricht auf ihrem Smartphone erhalten und lesen würde, gleichzeitig ist es auch intimer und direkter als die Nachricht «Ich denke an dich».

Ein anderes Projekt aus dem Jahr 2007 mit dem Namen «Keep in Touch» versucht, Berührungen und Bilder zu verbinden. Wie wir gesehen haben, sind der visuelle und der taktile Sinn eng miteinander verknüpft. Bei der erwähnten Gummihand-Illusion etwa (vgl. S. 36 f.) beeinflusst die visuelle Wahrnehmung des Streichelns, *wo* dieses Streicheln gespürt wird. Umgekehrt schließen wir oft die Augen, beispielsweise beim Küssen, um die Berührungsempfindungen zu verstärken. «Keep in Touch» projiziert ein verschwommenes Bild des Partners auf eine Art

Touchscreen, der aus einem weichen Stoff besteht. Sensoren erkennen, wenn der Stoff berührt wird, und fokussieren dann das Bild im berührten Bereich. Solange die Partner also nicht interagieren, sehen sie einander nur verschwommen, sozusagen im Hintergrund. Sobald sie aktiv, durch Berührungen, interagieren, bringen sie den anderen in Fokus. Das kann ein tatsächliches, gegenseitiges Berühren noch lange nicht ersetzen, doch möglich wäre eine Kombination der genannten Technologien, mit dem Ziel, dass eine Berührung des Partners über den Touchscreen tatsächlich eine Wärmeempfindung im berührten Körperteil auslöst. Genau diese Idee verfolgt das «Hug-Shirt», das Umarmungs-T-Shirt. Es sieht wie ein ganz normales Kleidungsstück und nicht wie ein monströses Exoskelett mit Kabelsalat aus, was man ja durchaus vermuten könnte. Beide Partner benötigen eine Version des Shirts und die dazugehörige App. Nun kann einer der beiden eine Umarmung aufzeichnen; dabei registriert das Shirt die Körpertemperatur, die Herzfrequenz und die Berührung und simuliert diese dann am Shirt des Empfängers. So kann Daniel also seiner Freundin eine Umarmung um den halben Globus herum zusenden – natürlich nur, wenn sie gerade das Hug-Shirt anhat. Wahrscheinlich müsste er ihr zuerst eine Nachricht schicken, um ihr mitzuteilen, sie möge doch bitte das Shirt anziehen, um die Umarmung zu empfangen. Und selbst wenn sie es ständig tragen würde, könnte man sich vorstellen, dass Daniel ihr manchmal Umarmungen in unpassenden Situationen schicken würde. Es wäre sicherlich unangenehm oder zumindest ablenkend für Stefanie, wenn sie gerade eine Präsentation vor ihrer Arbeitsgruppe gibt und plötzlich ihr Shirt anfängt, sie zu drücken und zu streicheln. Ob wir eine Berührung als angenehm empfinden, hängt eben auch mit der Situation, in der sie stattfindet, zusammen, wie wir gesehen haben. Wird eine Berührung aus dem Kontext gerissen und verschickt, könnte eine lieb gemeinte Umarmung schnell zu einer sehr unangenehmen Empfindung werden. Und gar nicht dran zu denken, was alles passieren könnte, wenn unsere ans Internet angeschlossene Kleidung gehackt würde!

Doch kehren wir zurück zu den positiven Aspekten dieser neuen Technologien. In unserer alternden Gesellschaft, in der immer mehr Bedarf für Pflegepersonal besteht, hat auch die Pflegeindustrie ein Interesse an den Effekten von zwischenmenschlicher Berührung entwickelt. Zahlreiche Studien belegen, dass freundliche Berührungen durch das Pflegepersonal eine positive Wirkung haben. Da es sich hier nicht nur um eine Verbesserung der Beziehung zum Personal handelt, sondern tatsächlich auch um eine Verbesserung des Gesundheitszustandes, können wir davon ausgehen, dass auch ein kommerzielles Interesse, beispielsweise von Seiten der Krankenkassen, an Berührungen besteht. Für das Pflegepersonal ist es schwierig, zusätzliche körperliche Aufmerksamkeit zu erteilen, und gewiss möchte man auch den professionellen Rahmen nicht überschreiten. Eine gute Lösung wären hier Haustiere im Pflegebereich. Wir hatten bereits gesehen, dass Haustiere einen wundervollen Effekt auf die Gesundheit ihrer Besitzer haben. Doch Haustiere sind sicherlich nicht in jedem Pflegeheim erwünscht – oder auch nur möglich. Daher ist es nicht überraschend, dass bereits an einem Roboter gearbeitet wird, der diese Aufgaben übernehmen könnte. Der Roboter, der am renommierten MIT in Cambridge entwickelt wurde, heißt «Huggable» (auf Deutsch so etwas wie «umarmbar»). Er ist ein Teddybär mit einer weichen Silikonoberfläche, bedeckt mit kuscheligem Fell und darunter jeder Menge Sensoren für Temperatur und Druck. Der Bär kann so Berührungen detektieren und soll sie dann einordnen und entsprechend reagieren. Der Bär kann verschiedene Arten von Berührung unterscheiden: kitzeln, pieksen, kratzen, schlagen, streicheln, tätscheln, reiben, drücken. Je nachdem, mit welcher Intensität und Dauer diese Berührungen detektiert werden, kann der Bär sie dann als etwas Positives oder Negatives klassifizieren – und darauf reagieren; denn er kann auch sprechen und sich bewegen. So soll er eine erfreute Reaktion zeigen, wenn er gestreichelt wird, Schmerz, wenn er geschlagen wird, oder er soll lachen, wenn man ihn kitzelt. In ihrer Beschreibung des Teddybären betonen die Entwickler, dass er nicht die Interaktion mit anderen Menschen ersetzen, sondern lediglich «ergänzen» soll – ähnlich wie die Therapiehunde, die nicht den Therapeuten ersetzen, aber verschiedene Reaktionen der Patienten kanalisieren können. Dass die Entwicklung eines Roboters, der auf soziale Berührungen reagiert, nicht irgendwann doch zur Einsparung von Pflegepersonal führt, können die Forscher natürlich nicht versprechen. Der Bär hat im Übrigen auch eine Kamera in den Augen und Mikrofone in den Ohren, was ihn meiner Ansicht nach etwas gruselig erscheinen lässt. Des Weiteren lässt er sich, ähnlich wie der bereits weiter oben beschriebene «ROBOTPhone»-Bär, fernsteuern. Er wird dann eine Art Roboter-Avatar, beispielsweise für Eltern, die nicht bei ihrem Kind sein können. Auch diese Vorstellung empfinde ich persönlich als eher abschreckend; man kann sich aber Situationen denken, in denen diese Technologie wirklich von Nutzen sein kann. Beispielsweise, wenn ein Kind isoliert auf einer Intensivstation liegen muss.

Die unglaublichen Fortschritte im Bereich *Erweiterte und Virtuelle Realität* lassen vermuten, dass diese Technologie bald Teil unserer Kommunikationsformen sein könnte. Heute ist es bereits möglich, die Bewegung aller Körperteile durch Sensoren zu verfolgen und so Aktionen mit dem ganzen Körper live in der virtuellen Realität auszuführen. Erste Versuche nutzen Handschuhe oder Westen, um die Konsequenzen der Bewegungen auch spürbar zu machen, also um beispielsweise das Gefühl einer Oberfläche zu erzeugen, die man in der virtuellen Realität sieht und berührt. Doch natürlich arbeiten die Entwickler bereits am nächsten Schritt, einem Ganzkörperanzug wie dem «Skinterface», das über und über mit kleinen Magneten bedeckt ist. Elektrische Signale können diese Magnete gezielt zum Vibrieren bringen und so Empfindungen am ganzen Körper hervorrufen. Ähnlich ist auch der Anzug von Tesla Suit, der durch elektrische Impulse Wahrnehmungen hervorruft. Diese Technologien sollen es den Nutzern ermöglichen, nicht nur Zuschauer in der virtuellen Welt zu sein, sondern richtig *einzutauchen*. «Immersion» lautet das Stichwort.

Andere Start-ups gehen noch einen Schritt weiter und entwickeln Technologien, die Berührungsempfindungen in einer virtuellen Realität statt durch Controller, Handschuhe oder T-Shirts durch Ultraschall oder Felder mit hohem Luftdruck hervorrufen sollen. So wird der Nutzer unabhängig von bestimmten Gegenständen, die die Berührung vermitteln. Die Entwickler gehen davon aus, mit ihrer Methode unterschiedliche Formen und Materialen in einer virtuellen Welt spürbar machen zu können. So kann man nicht nur höchst immersive Spiele spielen, sondern auch beim Online-Shopping das Objekt der Begierde befühlen, in der Hand wiegen, den Stoff eines Kleidungsstücks reiben und so weiter.

## Kein Ersatz

Dies sind spannende und wichtige technische Ideen und Entwicklungen, aber sie werden zumindest in der nahen Zukunft nur Hilfsmittel bleiben. Selbst wenn wir eine Art Berührung simulieren können: Wir unterscheiden (noch?) ganz deutlich zwischen Berührungen durch einen anderen Menschen und Berührungen durch ein Ding, einen Roboter oder eine Maschine. In Kapitel 3 haben wir gesehen, dass freundliche, zufällige Berührungen die Bereitschaft erhöhen, auf eine Bitte einzugehen, jemanden zu helfen oder auch Trinkgeld zu geben. Eben dieser Effekt, der Midas-Effekt, tritt jedoch nicht ein, wenn die Berührung nicht von einem Menschen kommt, sondern von einem nichtmenschlichen Berührungssimulator. Das bedeutet, dass nicht die tatsächliche Berührung, also der physikalische Reiz allein, diesen positiven Verhaltenseffekt hat, dass vielmehr der soziale Aspekt gewährleitet sein muss: Wir müssen wissen, dass es ein anderer Mensch war, der uns da freundlich auf die Schulter geklopft hat.

Zu demselben Ergebnis kommt auch die neurowissenschaftliche Forschung: In einer Studie waren die Probanden angehalten, entweder eine menschliche oder eine künstliche Hand zu berühren, und dies jeweils entweder mit der eigenen Hand oder mit Hilfe einer kleinen hölzernen Massagebürste. Auf der neuronalen Ebene zeigte sich nun, dass das Gehirn die Berührung einer menschlichen Hand mit der eigenen Hand anders verarbeitet als alle anderen Situationen, in der ein Gegenstand im Spiel war. Die unmittelbare Berührung eines anderen oder durch einen anderen Menschen ist also etwas ganz Besonderes und scheint sich bisher schwer mit technischen Hilfsmitteln simulieren zu lassen. Doch gab es diesen Einwand nicht auch, als das Telefon erfunden wurde? Natürlich stimmt jeder zu, dass ein Telefongespräch nicht das Gleiche ist wie ein Gespräch von Angesicht zu Angesicht. Doch das Telefon hat einen wichtigen Platz in unserem Kommunikationsverhalten eingenommen – und es ist wohl damit zu rechnen, dass Ähnliches früher oder später auch für Berührungssimulatoren gelten wird.

Selbst wenn die technischen Neuerungen bislang nicht die tatsächliche leibliche Anwesenheit eines anderen Menschen ersetzen können – die Mehrzahl der Nutzer empfindet sie als hilfreich, um Emotionen erfolgreicher zu kommunizieren, und bewertet die entwickelten virtuellen Hilfsmittel allesamt als positiv. Daniel und Stefanie und alle anderen räumlichen getrennten Paare und Familien können hoffen, dass bald weitere und noch bessere Möglichkeiten auf den Markt kommen, die ihnen die getrennte Zeit erleichtern. Wir sollten uns aber immer dessen bewusst sein, dass dies Hilfsmittel sind, die – zumindest bisher – nicht denselben psychologischen und physiologischen Effekt haben, wie die Wirklichkeit, die tatsächliche Anwesenheit eines anderen Menschen.

# Nachwort

Die Digitalisierung unserer Welt ermöglicht Kommunikation mit Menschen auf der anderen Seite der Erde. Das ist großartig. Es erweitert unseren Horizont, es ermöglicht Kooperationen und macht Interaktionen mit anderen viel effizienter, schneller und einfacher. Früher musste man per Hand einen Brief schreiben und zur Post bringen, jetzt tippt man schnell einige Worte ins Smartphone, das man sowieso immer dabeihat. Das ist unglaublich praktisch. Ich habe selbst die Erfahrung gemacht, über Monate eine Fernbeziehung zu führen, und war sehr dankbar für die Möglichkeit der Videotelefonie. Viele meiner Freunde, und auch ich selbst, leben in anderen Ländern als ihre Eltern, die inzwischen Großeltern geworden sind. Großeltern sein spielt sich für viele Menschen heutzutage auch über den Bildschirm ab. Da wird rumgealbert und vorgelesen und «Zeit miteinander verbracht» – wenn man das denn so nennen kann. Videotelefonie ist in diesem Fall besonders sinnvoll, da kleine Kinder die Sache mit dem Telefonieren nicht recht begreifen. Wenn sie ihr Gegenüber sehen, interagieren sie jedoch gern und viel mit Oma und Opa. Natürlich begreifen gerade die Kleinen den Unterschied nicht recht. So versucht mein jüngerer Sohn gern mal, den Opa durch den Bildschirm hindurch seinen Apfel oder ein paar Nüsse probieren zu lassen. Für die volle Erfahrung reicht es eben doch nicht aus – und nach einer Weile verlieren die Kinder das Interesse und spielen lieber etwas anderes. Sicher würde die Möglichkeit von Berührung über die Entfernung hinweg die Kommunikation noch weiter vereinfachen und qualitativ verbessern. Ebenso finde ich die Möglichkeit, in fremde und fantastische Welten in einer virtuellen Realität einzutauchen, unglaublich spannend. Und doch schwingt da auch immer eine Dystopie mit, die Schreckensvorstellung einer Welt, in der wir nicht mehr zwischen Realität und Virtualität unterscheiden können oder wollen. Oder ein Daseinszustand wie im Film «Matrix», der ja schon vor zwanzig Jahren die Problematik darlegte: Würden wir lieber in einer schönen Computersimulation leben wollen oder in einer hässlichen Realität?

Dass es auch Nachteile dieser Entwicklungen gibt, ist sicher jedem klar. Trotzdem möchte ich mich hier noch einmal deutlich für die Wichtigkeit der wirklichen Erfahrungen aussprechen. Zuerst einmal, da wir gar nicht wissen, ob virtuelle Erfahrungen dieselben Effekte auf uns haben wie reale. Zu den psychologischen und physiologischen Folgen wird sicherlich in den nächsten Jahren viel Forschungsarbeit geleistet werden, so dass dieser Punkt klarer werden sollte. Außerdem werden natürlich die technischen Möglichkeiten immer besser, so dass die virtuelle Erfahrung der echten immer näher kommen wird. Vielleicht bin ich nur altmodisch, aber ich habe das Gefühl, dass das wirkliche Ersteigen des realen Mount Everest doch etwas anderes bleiben wird, als wenn man dies in der virtuellen Realität tut. Ein entscheidender Unterschied ist natürlich die reale Gefahr, schwer zu verunglücken, gar zu sterben, was ja höchstwahrscheinlich kein Bestandteil der virtuellen Welt werden wird.

Ein weiterer Einwand, den ich habe, ist der Punkt, dass wir uns um wichtige Erfahrungen bringen, wenn wir auf dem Weg des technischen Fortschritts alles vereinfachen und alle Probleme aus dem Weg räumen. Trat früher der Geliebte eine Reise an, dann sah man ihn eben für Wochen nicht. Dann vermisste man ihn und freute sich umso mehr, wenn er zurückkam. Man hatte sich so viel zu erzählen und man wollte sich umso mehr berühren. Videotelefonie und ständiges In-Kontakt-Sein hat nun den ersten Punkt schon ausgemerzt: Man hat sich nichts Neues mehr zu berichten, weil man sich ja ständig gegenseitig während der Abwesenheit darüber informiert, was man erlebt. Wir schicken Fotos, statt zu beschreiben, so dass wir sicherlich verlernen werden, wie man eine besondere Atmosphäre oder eine schöne Landschaft in Worte fasst. Genauso verlernen wir, uns Situationen, Dinge und andere Menschen vorzustellen, denn wir können ja von allem immerzu Fotos sehen. Der körperliche Aspekt, das leibliche Begehren, den anderen nach einer langen Abwesenheit zu berühren, der ist uns momentan noch erhalten. Doch wenn wir uns anhand von Berührungssimulatoren auch bei längerer Abwesenheit ständig «remote» berühren können, dann bleibt auch die Erfahrung, endlich wieder zusammen zu sein, aus. So wird die gemeinsame Realität irgendwie wertloser, zumindest in meinen Augen. Wie viele schriftstellerische Werke, Kunstwerke und Musik wären nie geschaffen worden, wenn nicht ein Liebender – räumlich von seiner Liebsten getrennt – sie schmerzlich vermisst hätte. Wer wird schon noch seine Energie und Leidenschaft in eine romantische Ballade stecken, wenn er der Liebsten auch einfach eine Textnachricht und eine Umarmung schicken kann?

# Zur Methodik der Hirnforschung

Die Verarbeitung von Berührungen im Gehirn zu untersuchen, ist nicht gerade einfach, denn für die beliebteste Methode der Hirnforscher – die funktionelle Bildgebung – muss die Versuchsperson in der engen Röhre eines Magnetresonanztomographen (MRT) liegen und sich so wenig wie möglich bewegen. Daraus ergeben sich Einschränkungen für das Experiment. Wer auf dem Rücken in einer engen Röhre liegend am Arm gestreichelt wird, empfindet dies wahrscheinlich anders als im normalen Alltag. Die zwischenmenschliche Interaktion ist nicht spontan, die Berührung findet nicht im Kontext einer Unterhaltung oder einer romantischen Stimmung statt. Hinzu kommt, dass sich die Versuchsperson möglichst wenig bewegen soll, vor allem der Kopf muss ganz still liegen, damit keine Artefakte bei der Messung entstehen. So kann man auch auf eine Berührung nicht in dem Sinne reagieren, wie man es im normalen Leben tun würde, nämlich indem man sich der Person, die einen berührt, zuwendet und die Berührung eventuell erwidert. MRT-Studien mit Babys beschränken sich daher auf Untersuchungen, bei denen das Baby schläft.

Eine andere Methode, die der Versuchsperson mehr räumlichen Spielraum ermöglicht, ist die Nahinfrarotspektroskopie. Hierbei tragen die Versuchspersonen eine Kappe mit Infrarotsendern und -sensoren, die Veränderungen im reflektierten Infrarotlicht detektieren. Das Infrarotlicht verändert seine Wellenlänge je nachdem, ob es im Gehirn auf sauerstoffreiches oder sauerstoffarmes Blut trifft. Die Nahinfrarotspektroskopie misst also genauso wie die funktionelle MRT-Messung nicht unmittelbar die Aktivität der Nervenzellen, sondern deren Versorgung mit Sauerstoff. Wir gehen davon aus, dass mehr Aktivität mehr Sauerstoff verbraucht. Dies ist immer ein relatives Maß: Man vergleicht, ob eine Region mehr Sauerstoff benötigt als eine andere oder ob eine Region während einer Aufgabe mehr Sauerstoff benötigt als im Ruhezustand.

Hier zeigt sich ein grundsätzliches Problem, unter dem die Hirnforschung leidet: Wenn sich etwas messen lässt, wenn sich ein Unterschied in irgendeiner Aktivierung findet, können wir dies interpretieren und diskutieren. Doch wenn sich nichts findet, bedeutet das nicht, dass im Gehirn nichts passiert, sondern vielleicht nur, dass wir es nicht messen können. Auch was wir in den viel zitierten funktionellen MRT-Studien sehen, kann nur vereinfacht darstellen, was im Gehirn tatsächlich vor sich geht, da die zeitliche und räumliche Auflösung dieser Methodik nach wie vor nicht gut genug ist. Funktionelle MRT-Studien messen die Veränderung im Blutfluss in einem sogenannten Voxel, einem Würfel von der Dimension einiger Kubikmillimeter. Ein Voxel kann eine Million Zellen enthalten! Eine Messung dauert ein, zwei Sekunden – in dieser Zeit kann ein Neuron Hunderte Male Aktionspotenziale feuern, d.h. ein Signal an andere Neurone weitersenden. Dieses Signal ist es, woran wir eigentlich interessiert sind. Aber dieses Feuern wird eben nicht direkt gemessen. Wir nutzen den Blutfluss als indirektes Maß. Die Zellen, die aktiv sind, müssen mit Sauerstoff versorgt werden, und daher verändert sich die Menge sauerstoffhaltigen Bluts in einer Region mit vielen aktiven Zellen. Wenn MRT-Studien von der Aktivierung einer bestimmten Region sprechen, ist also eigentlich gemeint, dass sich hier die Versorgung der Zellen mit Sauerstoff erhöht hat, was wahrscheinlich damit zusammenhängt, dass diese Zellen vermehrt aktiv sind.

Doch es gibt weitere Probleme, wenn man ein solches Ergebnis interpretieren möchte; denn wir wissen nicht, welche Art von Zellen in diesem Voxel aktiv ist. Unter dieser Million Zellen gibt es nicht nur Neurone, sondern beispielsweise auch Microglia, die Immunzellen des Gehirns. Weiter wissen wir nicht, welche Neurone aktiv sind, denn es gibt unzählige verschiedene Arten: Projektionsneurone, die ihre Ausläufer in weit entfernte Hirnregionen schicken, Interneurone, die lokal zwischen den Neuronen vermitteln, Neurone, deren Aktivität andere Neurone anregt, und Neurone, deren Aktivität andere Neurone unterdrückt – um nur einige wenige zu nennen. Dies soll nicht bedeuten, dass MRT-Studien wertlos sind. Gerade die Verarbeitung von einfachen Reizen, wie Bildern, Tönen oder eben Berührungen, lässt sich in eleganten experimentellen Designs durchaus messen. Doch mit der Interpretation dieser Daten sollte man immer vorsichtig sein – insbesondere wenn komplexe Vorgänge gemessen werden sollen. Wenn jemand behauptet, den Sitz der Liebe oder gar des Bewusstseins mit Hilfe einer MRT-Studie gefunden zu haben, sollten wir skeptisch sein.

# Literatur

## Einleitung

*Gemeingefühl:* Weber, E. H. (1846). Handwörterbuch der Physiologie mit Rücksicht auf physiologische Pathologie Bd 3, Abt 2 (ed. Wagner, R., Biewig und Sohn, Braunschweig), 481–588.

*Interozeption:* Craig, A. D. (2002). How do you feel? Interoception: the sense of the physiological condition of the body. Nature reviews neuroscience 3(8), 655–666.

## Kapitel 1

*Positive Effekte von Berührung auf das Neugeborene:* Winberg, J. (2005). Mother and newborn baby: mutual regulation of physiology and behavior – a selective review. Dev Psychobiol. 47(3), 217–229.

DeChateau, P. W. B. (1977). Long-term effect on mother–infant behaviour of extra contact during the first hour postpartum. Acta Paediatr Scand. 66, 145–151.

Bystrova, K., Ivanova, V., Edhborg, M., et al. (2009). Early contact versus separation: effects on mother–infant interaction one year later. Birth. 36, 97–109.

*Nach 10 Jahren sehen wir noch Effekte von mehr Körperkontakt bei Frühchen:* Feldman, R., Rosenthal, Z., Eidelman, AI. (2014, Jan 1). Maternal-preterm skin-to-skin contact enhances child physiologic organization and cognitive control across the first 10 years of life. Biol Psychiatry. 75(1), 56–64.

*Rattenmütter und ihre Babys:* Champagne, F. A., & Meaney, M. J. (2007). Transgenerational effects of social environment on variations in maternal care and behavioral response to novelty. Behav. Neurosci. 121, 1353–1363.

Hellstrom, I. C., Dhir, S. K., Diorio, J. C., & Meaney, M. J. (2012). Maternal licking regulates hippocampal glucocorticoid receptor transcription through a thyroid hormone-serotonin-NGFI-A signalling cascade. Philos. Trans. R. Soc. Lond. B Biol. Sci. 367, 2495–2510.

*Gestresste Mäuse und Depression:* Peña, C. J., Kronman, H. G., Walker, D. M., Cates, H. M., Bagot, R. C., Purushothaman, I., … & Goodman, E. (2017). Early life stress confers lifelong stress susceptibility in mice via ventral tegmental area OTX2. Science 356(6343), 1185–1188.

*Stress in der Kindheit und Depressionsanfälligkeit:* Heim, C., & Binder, E. B. (2012). Current research trends in early life stress and depression: Review of human studies on sensitive periods, gene–environment interactions, and epigenetics. Experimental neurology 233(1), 102–111.

*Die Experimente mit Babyaffen und Drahtmüttern:* Harlow, H. F. (1958). The nature of love. American psychologist 13(12), 673.

*Die Entdeckung der C-taktilen Fasern:* Olausson, H., Lamarre, Y., Backlund, H., Morin, C., Wallin, B. G., Starck, G., … & Bushnell, M. C. (2002). Unmyelinated tactile afferents signal touch and project to insular cortex. Nature neuroscience 5(9), 900–904.

*Babys werden lieber gestreichelt als passiv berührt:* Jean, A. D., Stack, D. M., & Fogel, A. (2009). A longitudinal investigation of maternal touching across the first 6 months of life: age and context effects. Infant Behav. Dev. 32, 344–349.

*Die Haut eines anderes erscheint uns weicher als unsere eigene:* Gentsch, A., Panagiotopoulou, E., & Fotopoulou, A. (2015). Active interpersonal touch gives rise to the social softness illusion. Current Biology 25(18), 2392–2397.

*Nervenenden und Haarfollikel:* Weddell, G., Pallie, W., & Palmer, E. (1954). The morphology of peripheral nerve terminations in the skin. Journal of Cell Science 3(32), 483–501.

*Haarfollikel-Verteilung bei Erwachsenen:* Otberg, N., Richter, H., Schaefer, H., Blume-Peytavi, U., Sterry, W., & Lademann, J. (2004). Variations of hair follicle size and distribution in different body sites. Journal of Investigative Dermatology 122(1), 14–19.

*Kein Zusammenhang zwischen Follikeldichte und Streicheln:* Jonsson, E., Bendas, J., Weidner, K., Wessberg, J., Olausson, H., Wasling, H.B, Croy, I., (2017), Scientific Reports, in press.

*Aktivierung im Gehirn beim Streicheln:* McGlone, F., Wessberg, J., & Olausson, H. (2014). Discriminative and affective touch: sensing and feeling. Neuron 82(4), 737–755.

*Zwillinge berühren sich im Mutterleib:* Castiello, U., Becchio, C., Zoia, S., Nelini, C., Sartori, L., Blason, L., … & Gallese, V. (2010). Wired to be social: the ontogeny of human interaction. PloS one 5(10), e13 199.

*Taktiles Objekterkennen bei Neugeborenen:* Lejeune, F., Audeoud, F., Marcus, L., Streri, A., Debillon, T., & Gentaz, E. (2010). The manual habituation and discrimination of shapes in preterm human infants from 33 to 34 + 6 post-conceptional age. PLoS One 5(2), e9108.

*Aktivierung bei Babys bei Berührung:* Kida, T., & Shinohara, K. (2013). Gentle touch activates the prefrontal cortex in infancy: an NIRS study. Neurosci. Lett. 541,63–66.

*Aktivierung beim Stillen:* Bembich, S., Davanzo, R., Brovedani, P., Clarici, A., Massaccesi, S., & Demarini, S. (2013). Functional neuroimaging of breastfeeding analgesia by multichannel near-infrared spectroscopy. Neonatology 104(4), 255–259.

*Risiken von Frühgeburten:* Pugliese, M., Rossi, C., Guidotti, I., Gallo, C., Della Casa, E., Bertoncelli, N., … & Ferrari, F. (2013). Preterm birth and developmental problems in infancy and preschool age Part II: cognitive, neuropsychological and behavioural outcomes. The Journal of Maternal-Fetal & Neonatal Medicine 26(16), 1653–1657.

*Künstliche Gebärmutter:* Bulletti, C., Palagiano, A., Pace, C., Cerni, A., Borini, A., & de Ziegler, D. (2011). The artificial womb. Annals of the New York Academy of Sciences 1221(1), 124–128.

*Massage bei Frühchen:* Abdallah, B., Badr, L. K., & Hawwari, M. (2013). The efficacy of massage on short and long term outcomes in preterm infants. Infant behavior and development 36(4), 662–669.

## Kapitel 2

*Das materielle Selbst:* Sherrington, C. S. (1900). Text-book of Physiology (ed. Schäfer, E. A., Pentland, Edinburgh, UK), 920–1001.

*Die leibliche Selbstgegebenheit:* Husserl, E. (1952). Ideen zu einer reinen Phänomenologie und phänomenologischen Philosophie: Die Phänomenologie und die Fundamente der Wissenschaften; herausgegeben von Marly Biemel. Buch 3 (ed. Biemel, M., Nijhoff).

*Aktivierungen bei visueller und auditorischer Abschwächung:* Straube, B., van Kemenade, B. M., Arikan, B. E., Fiehler, K., Leube, D. T., Harris, L. R., & Kircher, T. (2017). Predicting the Multisensory Consequences of One's Own Action: BOLD Suppression in Auditory and Visual Cortices. PloS one 12(1), e0169131.

*Kommunikation durch Berührung:* Hertenstein, M.J., Keltner, D., App, B., Bulleit, B.A., & Jaskolka, A.R. (2006). Touch communicates distinct emotions. Emotion 6(3), 528.

*Emotionsregulierung durch Berührung der Mutter:* Hertenstein, M.J., & Campos, J.J. (2001). Emotion regulation via maternal touch. Infancy 2(4), 549–566.

*Positive Effekte von Streicheleinheiten beim Kind:* Peláez-Nogueras, M., Field, T., Gewirtz, J.L., Cigales, M., Gonzalez, A., Sanchez, A., & Richardson, S.C. (1997). The effects of systematic stroking versus tickling and poking on infant behavior. Journal of Applied Developmental Psychology 18(2), 169–178.

*Hautkontakt hilft Kindern beim Arzt:* Gray, L., Watt, L., & Blass, E.M. (2000). Skin-to-skin contact is analgesic in healthy newborns. Pediatrics 105(1), e14–e14.

## Kapitel 3

*Der Midas-Effekt:* Crusco, A.H., & Wetzel, C.G. (1984). The midas touch the effects of interpersonal touch on restaurant tipping. Personality and Social Psychology Bulletin, 10(4), 512–517.

*Berührung und Speisenauswahl:* Guéguen, N., Jacob, C., & Boulbry, G. (2007). The effect of touch on compliance with a restaurant's employee suggestion. International Journal of Hospitality Management 26(4), 1019–1023.

*Berührung und Petitionsteilnahme:* Willis Jr, F.N., & Hamm, H.K. (1980). The use of interpersonal touch in securing compliance. Journal of Nonverbal Behavior 5(1), 49–55.

*Berührung und wilder Hund:* Guéguen, N., & Fischer-Lokou, J. (2002). An evaluation of touch on a large request: A field setting. Psychological Reports 90(1), 267–269.

*Berührung und Status:* Henley, N.M. (1973). Status and sex: Some touching observations. Bulletin of the Psychonomic Society 2(2), 91–93.

*Aktivierung bei Wärme:* Sung, Eun-Jung, et al. (2007). Brain activation related to affective dimension during thermal stimulation in humans:

A functional magnetic resonance imaging study. International Journal of Neuroscience 117.7, 1011–1027.

*Wärme und Serotonin:* Lowry, C. A., Lightman, S. L., & Nutt, D. J. (2009). That warm fuzzy feeling: brain serotonergic neurons and the regulation of emotion. Journal of psychopharmacology 23(4), 392–400.

*Physikalische und zwischenmenschliche Wärme:* Williams, L. E., & Bargh, J. A. (2008). Experiencing physical warmth promotes interpersonal warmth. Science 322(5901), 606–607.

*Einsamkeit und warme Duschen:* Bargh, J. A., & Shalev, I. (2012). The substitutability of physical and social warmth in daily life. Emotion 12(1), 154.

*Raumtemperatur beeinflusst Nähe-Empfinden:* IJzerman, H., & Semin, G. R. (2009). The thermometer of social relations mapping social proximity on temperature. Psychological science 20(10), 1214–1220.

*Ausgeschlossen werden beeinflusst die Körpertemperatur:* IJzerman, H., Gallucci, M., Pouw, W. T., Weißgerber, S. C., Van Doesum, N. J., & Williams, K. D. (2012). Cold-blooded loneliness: social exclusion leads to lower skin temperatures. Acta psychologica 140(3), 283–288.

*Thermoregulation:* IJzerman, H., Coan, J., Wagemans, F., Missler, M., van Beest, I., Lindenberg, S. M., & Tops, M. (2014). A theory of social thermoregulation in human primates.

*Tiergruppen und Körperwärme:* Ebensperger L. A. (2001). A review of the evolutionary causes of rodent group-living. Acta Theriol. 46, 115–144 10.4098/AT.arch.01–16.

*Philosophie-Sicht auf den Begriff «Wärme»:* Böhme, G. (2002). Synästhesie im Rahmen einer phänomenologischen Theorie der Wahrnehmung. In: Adler, H., Zeuch, U. (Hrsg.). Synästhesie, Würzburg: Königshausen und Neumann, S. 45–56.

*Schwere Decken und Sicherheit:* Mullen, B., Champagne, T., Krishnamurty, S., Dickson, D., & Gao, R. X. (2008). Exploring the safety and therapeutic effects of deep pressure stimulation using a weighted blanket. Occupational Therapy in Mental Health, 24(1), 65–89.

*Druckmassagen und Autismus:* Edelson, S. M., Edelson, M. G., Kerr, D. C., & Grandin, T. (1999). Behavioral and physiological effects of deep pressure on children with autism: A pilot study evaluating the efficacy of Grandin's Hug Machine. American Journal of Occupational Therapy, 53(2), 145–152.

*Druckmassagen und Angststörung:* Billhult, A., & Määttä, S. (2009). Light pressure massage for patients with severe anxiety. Complementary Therapies in Clinical Practice 15(2), 96–101.

*Berührung beeinflusst die Kaufentscheidung negativ:* Martin, B. A. (2012). A stranger's touch: Effects of accidental interpersonal touch on consumer evaluations and shopping time. Journal of Consumer Research 39(1), 174–184.

*Berührung in der Bibliothek:* Fisher, J. D., Rytting, M., & Heslin, R. (1976). Hands touching hands: Affective and evaluative effects of an interpersonal touch. Sociometry, 416–421.

*Berührungserfahrung in verschiedenen Kulturen und Beziehungen:* Suvilehto, J. T., Glerean, E., Dunbar, R. I., Hari, R., & Nummenmaa, L. (2015). Topography of social touching depends on emotional bonds between humans. Proceedings of the National Academy of Sciences 112(45), 13 811–13 816.

*Einfluss von Geschlecht und Kultur:* Dibiase, R., & Gunnoe, J. (2004). Gender and culture differences in touching behavior. The Journal of social psychology, 144(1), 49–62.

*Kultur und Berührung:* Lustig, M. W., & Koester, J. (1996). Intercultural competence: Interpersonal communication across cultures (2nd ed., HarperCollins, New York).

## Kapitel 4

*Berührung bei Affen:* Dunbar, R. I. (2010). The social role of touch in humans and primates: behavioural function and neurobiological mechanisms. Neuroscience & Biobehavioral Reviews 34(2), 260–268.

*Berührung als Grundlage der Sprache:* Dunbar, R. I. M. (1996). Grooming, gossip, and the evolution of language. Cambridge, MA: Harvard University Press.

*Delfine versöhnen sich durch Flossenreiben:* Tamaki, N., Morisaka, M., Taki, M. (2006). Does body contact contribute towards repairing relationships? The association between flipper-rubbing and aggressive behavior in captive bottlenose dolphins. Behavioral Processes 73, 209–215.

*Verarbeitung der Berührungsreize im Rückenmark von Mäusen:* Abraira, V. E., Kuehn, E. D., Chirila, A. M., Springel, M. W., Toliver, A. A., Zimmerman, A. L., Orefice, L. L., et al. (2016). The Cellular and Synaptic Architecture of the Mechanosensory Dorsal Horn. Cell, 295–310.

*Lausen und Endorphine:* Keverne, E. B., Martensz, N. D., & Tuite, B. (1989). Beta-endorphin concentrations in cerebrospinal fluid of monkeys are influenced by grooming relationships. Psychoneuroendocrinology 14, 155–161.

*Berührung beim Mensch und Opiode:* Nummenmaa, L., Tuominen, L., Dunbar, R., Hirvonen, J., Manninen, S., Arponen, E., … & Sams, M. (2016). Social touch modulates endogenous µ-opioid system activity in humans. NeuroImage 138, 242–247.

*Opioide und Reaktion auf Stress:* Bershad, A. K., Seiden, J. A., & de Wit, H. (2016). Effects of buprenorphine on responses to social stimuli in healthy adults. Psychoneuroendocrinology 63, 43–4.

*Pärchen beim Café-Besuch:* Burgoon, J. K., Buller, D. B., Woodall, W. G. (1989). Nonverbal Communication: The Unspoken Dialogue (Harper & Row, New York).

*Berührungswahrnehmung und Geschlecht:* Heslin, R., Nguyen, T. D., & Nguyen, M. L. (1983). Meaning of touch: The case of touch from a stranger or same sex person. Journal of Nonverbal Behavior 7(3), 147–157.

*Herzliche Menschen sind zufriedener:* Floyd, K. (2002). Human affection exchange: V. Attributes of the highly affectionate. Communication Quarterly 50(2), 135–152.

## Kapitel 5

*Notfallplan zur Rettung schließt Haustiere ein:* https://training.fema.gov/emiweb/downloads/is10comp.pdf

*Krebspatienten und Haustiere:* Larson, B. R., Looker, S., Herrera, D. M., Creagan, E. T., Hayman, S. R., Kaur, J. S., et al. (2010). Cancer patients and their companion animals: results from a 309-patient survey on pet-related concerns and anxieties during chemotherapy, J Cancer Educ 25 (3), 396–400.

*Haustiere und Senioren:* Bernabei, V., De Ronchi, D., La Ferla, T., Moretti, F., Tonelli, L., Ferrari, B., et al. (2013). Animal-assisted interventions for elderly patients affected by dementia or psychiatric disorders: a review, J Psychiatr Res 47 (6), 762–773.

*Tiertherapie im Altenheim:* Banks, M. R., Banks, W. A. (2002). The effects of animal-assisted therapy on loneliness in an elderly population in long-term facilities, J Gerontol 57A (7), M428–M432.

Majic, T., Gutzmann, H., Heinz, A., Lang, U. E. Rapp, M. A. (2013). Animal-assisted therapy and agitation and depression in nursing home residents with dementia: a matched case-control trial. Am J Geriatr Psychiatry 21(11), 1052–1059.

*Aquarium im Essensaal:* Edwards, N. E., Beck, A. M. (2002). Animal-assisted therapy and nutrition in Alzheimer's disease. West J Nurs Res 24 (6), 697–712.

*Haustiere beruhigen Gefangene:* An institution finds inmates responding well to pet therapy, New York Times (1984 Mar 8): http://www.nytimes.com/1984/03/08/us/an-institution-finds-inmates-responding-well-to-pet-therapy.html

*Reduziertes Sterberisiko für Hundehalter:* Levine, G. N., Allen, K., Braun, L. T., Christian, H. E., Friedmann, E., Taubert, K. A., et al. (2013). Pet ownership and cardiovascular risk. Circulation 127, 2353–2363.

*Bewegung von Hundehaltern:* Halm, M. A. (2008 Jul). The healing power of the human-animal connection. Am J Crit Care 17 (4), 373–376.

*Therapiehund:* Abrams, L. (2013). Four-legged therapist: My dog is my co-therapist Reflections: Narratives of Professional Helping, Winter 2009.

*Endorphine bei Mensch und Hund:* Odendaal, J. S. J. (2000). Animal-assisted therapy – magic or medicine? Journal of psychosomatic research 49(4), 275–280.

*Tiertherapie bei Kindern:* Beetz, A., Kotrschal, K., Turner, D. C., Hediger, K., Uvnäs-Moberg, K., & Julius, H. (2011). The effect of a real dog, toy dog and friendly person on insecurely attached children during a stressful task: An exploratory study. Anthrozoös 24(4), 349–368.

Braun, C., Stangler, T., Narveson, J., & Pettingell, S. (2009). Animal-assisted therapy as a pain relief intervention for children. Complementary Therapies in Clinical Practice 15(2), 105–109.

*Tiertherapie bei Autismus:* Prothmann A., Ettrich C., Prothmann, S. (2009). Preference of, and responsiveness to people, dogs and objects in children with autism. Anthrozoös 22, 161–171.

Sams, M. J., Fortney, E. V., Willenbring, S. (2006). Occupational therapy incorporating animals for children with autism: A pilot investigation. Am J Occup Ther., 2006 May-Jun; 60(3):268–274.

Bass, M. M., Duchowny, C. A., Llabre, M. M. (2009). The effect of therapeutic horseback riding on social functioning in children with autism. J Autism Dev Disord. 39(9):1261–1267.

Ein großartiger Artikel in der New York Times berichtete hierzu: https://www.nytimes.com/2016/12/08/well/move/what-donkeys-know-about-autism.html

*Pferde-gestützte Therapie:* Wilson, K., Buultjens, M., Monfries, M., & Karimi, L. (2017). Equine-Assisted Psychotherapy for adolescents experiencing depression and/or anxiety: A therapist's perspective. Clinical child psychology and psychiatry 22(1), 16–33.

*Hunde werden gern gestreichelt:* Feuerbacher, E. N., & Wynne, C. D. (2015). Shut up and pet me! Domestic dogs (Canis lupus familiaris) prefer petting to vocal praise in concurrent and single-alternative choice procedures. Behavioural processes 110, 47–59.

Gantt, W. H., Newton, J. E. O., Royer, F. L., Stephens J. H. (1966). Effect of person Cond. Reflex 1 (1) 146–160.

Cook, P. F., Prichard, A., Spivak, M., & Berns, G. S. (2016). Awake canine fMRI predicts dogs' preference for praise versus food. Social Cognitive and Affective Neuroscience, nsw102.

## Kapitel 6

*Berührungen senken die Herzfrequenz:* Grewen, K. M., Anderson, B. J., Girdler, S. S., Light, K. C. (2003). Warmpartner contact is related to lower cardiovascular reactivity. Behavioral Medicine 29, 123–130.

*Berührungen reduzieren Stress erfolgreicher als Worte:* Ditzen, B., Neumann, I.D., Bodenmann, G., von Dawans, B., Turner, R. A., Ehlert, U., Heinrichs, M. (2007). Effects of different kinds of couple interaction on cortisol and heart rate responses to stress in women. Psychoneuroendocrinology 32, 565–574.

*Aktivierung bei Berührung durch männlichen oder weiblichen Versuchsleiter:* Gazzola, V., Spezio, M. L., Etzel, J. A., Castelli, F., Adolphs, R., & Keysers, C. (2012). Primary somatosensory cortex discriminates affective significance in social touch. Proceedings of the National Academy of Sciences 109(25), E1657–E1666.

*Küssen erhöht Zufriedenheit in der Beziehung:* Floyd, K., Boren, J. P., Hannawa, A. F., Hesse, C., McEwan, B., & Veksler, A. E. (2009). Kissing in martial and cohabiting relationships: Effects on blood lipids, stress, and relationship satisfaction. Western Journal of Communication 73, 113–133. doi: 10.1080/10570310902856071.

*Erregung verändert Empfindsamkeit:* Jiao, C., Knight, P. K., Weerakoon, P., & Turman, A. B. (2007). Effects of visual erotic stimulation on vibrotactile detection thresholds in men. Archives of sexual behavior 36(6), 787–792.

Paterson, L. Q., Amsel, R., & Binik, Y. M. (2013). Pleasure and pain: the effect of (almost) having an orgasm on genital and nongenital sensitivity. The journal of sexual medicine 10(6), 1531–1544.

*Aktivierungen im Gehirn und Sex:* Georgiadis, J. R., Kringelbach, M. L., & Pfaus, J. G. (2012). Sex for fun: a synthesis of human and animal neurobiology. Nature reviews urology 9(9), 486–498.

Berridge, K. C., Robinson, T. E., & Aldridge, J. W. (2009). Dissecting components of reward: «liking», «wanting», and learning. Current opinion in pharmacology 9(1), 65–73.

Georgiadis, J. R., Reinders, A. A. T., Paans, A. M., Renken, R., & Kortekaas, R. (2009). Men versus women on sexual brain function: prominent differences during tactile genital stimulation, but not during orgasm. Human brain mapping 30(10), 3089–3101.

Levin, R. J. (2014). The pharmacology of the human female orgasm— Its biological and physiological backgrounds. Pharmacology Biochemistry and Behavior 121, 62–70.

*Was macht eine Berührung erotisch:* Jönsson, E. H., Backlund Wasling, H., Wagnbeck, V., Dimitriadis, M., Georgiadis, J. R., Olausson, H., & Croy, I. (2015). Unmyelinated tactile cutaneous nerves signal erotic sensations. The journal of sexual medicine, 12(6), 1338–1345.

Michels, L., Mehnert, U., Boy, S., Schurch, B., Kollias, S. (2010). The somatosensory representation of the human clitoris: an fMRI study NeuroImage 49, 177–184.

Ramachandran, V. S., Blakeslee, S., & Sacks, O. W. (1998). Phantoms in the brain: Probing the mysteries of the human mind (William Morrow, New York), 224–225.

Turnbull, O. H., Lovett, V. E., Chaldecott, J., & Lucas, M. D. (2014). Reports of intimate touch: Erogenous zones and somatosensory cortical organization. cortex 53, 146–154.

*Mäuse ohne Oxytocin:* Amico, J. A., Mantella, R. C., Vollmer, R. R., & Li, X. (2004). Anxiety and stress responses in female oxytocin deficient mice. Journal of neuroendocrinology 16(4), 319–324.

Amico, J. A., Vollmer, R. R., Karam, J. R., Lee, P. R., Li, X., Koenig, J. I.,

& McCarthy, M. M. (2004). Centrally administered oxytocin elicits exaggerated grooming in oxytocin null mice. Pharmacology Biochemistry and Behavior 78(2), 333–339.

*Oxytocin bei Schimpansen und Ratten:* Crockford, C., Wittig, R. M., Langergraber, K., Ziegler, T. E., Zuberbühler, K., & Deschner, T. (2013). Urinary oxytocin and social bonding in related and unrelated wild chimpanzees. In: Proc. R. Soc. B, Vol. 280, No. 1755, 20122765). The Royal Society.

Uvnäs-Moberg, K., Bruzelius, G., Alster, P., & Lundeberg, T. (1993). The antinociceptive effect of non-noxious sensory stimulation is mediated partly through oxytocinergic mechanisms. Acta Physiologica 149(2), 199–204.

*Massagen lösen Oxytocin Ausschüttung aus:* Holt-Lunstad, J., Birmingham, W. A., & Light, K. C. (2008). Influence of a «warm touch» support enhancement intervention among married couples on ambulatory blood pressure, oxytocin, alpha amylase, and cortisol. Psychosomatic medicine 70(9), 976–985.

*Oxytocin und Geschlecht:* Scheele, D., Kendrick, K. M., Khouri, C., Kretzer, E., Schläpfer, T. E., Stoffel-Wagner, B., … & Hurlemann, R. (2014). An oxytocin-induced facilitation of neural and emotional responses to social touch correlates inversely with autism traits. Neuropsychopharmacology 39(9), 2078–2085.

*Oxytocin und Aggression:* Bosch, O. J., Meddle. S. L., Beiderbeck, D. I., Douglas, A. J., Neumann, I. D. (2005). Brain oxytocin correlates with maternal aggression: link to anxiety. J Neurosci. 25(29), 6807–6815.

*Oxytocin macht die Partner-Berührung angenehmer:* Kreuder, A. K., Scheele, D., Wassermann, L., Wollseifer, M., Stoffel-Wagner, B., Lee, M. R., … & Hurlemann, R. (2017). How the brain codes intimacy: The neurobiological substrates of romantic touch. Human Brain Mapping.

*Oxytocin vergrößert Abstand zu hübschen Frauen:* Scheele, D., Striepens, N., Güntürkün, O., Deutschländer, S., Maier, W., Kendrick, K. M., & Hurlemann, R. (2012). Oxytocin modulates social distance between males and females. Journal of Neuroscience 32(46), 16074–16079.

*Gesundheitsfördernde Effekte von Oxytocin:* Uvnäs-Moberg, K., Handlin, L., & Petersson, M. (2015). Self-soothing behaviors with particular reference to oxytocin release induced by non-noxious sensory stimulation. Frontiers in psychology 5, 1529.

*Andere Aktivitäten, die Oxytocin freisetzen:* Morhenn, V., Beavin, L. E., & Zak, P. J. (2012). Massage increases oxytocin and reduces adrenocorticotropin hormone in humans. Alternative therapies in health and medicine 18(6), 11.

Uvnäs-Moberg, K., Petersson, M. (2005). Oxytocin, a mediator of anti-stress, well-being, social interaction, growth and healing, Z Psychosom Med Psychother. 51(1), 57–80.

## Kapitel 7

*Menschen mit beschädigten A-Fasern:* Camdessanché, J. P., Jousserand, G., Ferraud, K., Vial, C., Petiot, P., Honnorat, J., & Antoine, J. C. (2009). The pattern and diagnostic criteria of sensory neuronopathy: a case–control study. Brain, awp136.

*Aktivierung der Insula:* Olausson, H., Lamarre, Y., Backlund, H., Morin, C., Wallin, B. G., Starck, G., ... & Bushnell, M. C. (2002). Unmyelinated tactile afferents signal touch and project to insular cortex. Nature neuroscience 5(9), 900–904.

Olausson, H. W., Cole, J., Vallbo, Å., McGlone, F., Elam, M., Krämer, H. H., ... & Bushnell, M. C. (2008). Unmyelinated tactile afferents have opposite effects on insular and somatosensory cortical processing. Neuroscience letters 436(2), 128–132.

*Insula und psychiatrische Erkrankungen:* Nagai, M., Kishi, K., & Kato, S. (2007). Insular cortex and neuropsychiatric disorders: a review of recent literature. European Psychiatry 22(6), 387–394.

*Berührungsarmut bei Patienten:* Croy, I., Geide, H., Paulus, M., Weidner, K., & Olausson, H. (2016). Affective touch awareness in mental health and disease relates to autistic traits – An explorative neurophysiological investigation. Psychiatry Research 245, 491–496.

*Schizophrenie in* USA *und Ghana:* Luhrmann, T. M., Padmavati, R., Tharoor, H., Osei, A. (2015). Differences in voice-hearing experiences of people with psychosis in the USA, India and Ghana: interview-based study. Br J Psychiatry 206(1), 41–44. doi: 10.1192/bjp.bp.113.139048.

*Schizophreniepatienten und Berührung:* Ebisch, S. J., Salone, A., Ferri, F., De Berardis, D., Romani, G. L., Ferro, F. M., & Gallese, V. (2013). Out of touch with reality? Social perception in first-episode schizophrenia. Social cognitive and affective neuroscience 8(4), 394–403.

*Warum wir uns nicht selbst kitzeln können:* Blakemore, S. J., Wolpert, D., & Frith, C. (2000). Why can't you tickle yourself? Neuroreport 11(11), R11–R16.

*Das Selbst und Autismus:* Lombardo, M. V., Chakrabarti, B., Bullmore, E. T., Sadek, S. A., Pasco, G., Wheelwright, S. J., Suckling, J. (2010). MRC AIMS Consortium, Baron-Cohen S. Atypical neural self-representation in autism. Brain 133, 611–624.

*Autismus und Verarbeitung von Berührung:* Voos, A. C., Pelphrey, K. A., & Kaiser, M. D. (2013). Autistic traits are associated with diminished neural response to affective touch. Social cognitive and affective neuroscience 8(4), 378–386.

Orefice, L. L., Zimmerman, A. L., Chirila, A. M., Sleboda, S. J., Head, J. P., & Ginty, D. D. (2016). Peripheral mechanosensory neuron dysfunction underlies tactile and behavioral deficits in mouse models of ASDs. Cell 166(2), 299–313.

*Temple Grandin:* Temple Grandin: An Inside View of Autism: http://www.autism.com/advocacy_grandin

*Berührung bei AHDS-Patienten:* Parush, S., Sohmer, H., Steinberg, A., & Kaitz, M. (2007). Somatosensory function in boys with ADHD and tactile defensiveness. Physiology & Behavior 90(4), 553–558.

Rogers, S. J., Hepburn, S., & Wehner, E. (2003). Parent reports of sensory symptoms in toddlers with autism and those with other developmental disorders. Journal of autism and developmental disorders 33(6), 631–642.

*Sensorische Integrations-Therapie:* Zimmer, M., Desch, L., Rosen, L. D., Bailey, M. L., Becker, D., Culbert, T. P., … & Adams, R. C. (2012). Sensory integration therapies for children with developmental and behavioral disorders. Pediatrics 129(6), 1186–1189.

*Berührungs-Synästhesie:* Banissy, M., Ward, J. (2007). Mirror touch synaesthesia is linked with empathy. Nat. Neurosci. 10, 815–816.

Banissy, M. J., Garrido, L., Kusnir, F., Duchaine, B., Walsh, V., Ward, J. (2011). Superior facial expression, but not identity recognition, in mirror-touch synaesthesia. J. Neurosci. 31, 1820–1824.

Holle, H., Banissy, M. J., & Ward, J. (2013). Functional and structural brain differences associated with mirror-touch synaesthesia. Neuroimage 83, 1041–1050.

*Zusammenfassung der Spiegelneuron-Forschung:* Rizzolatti, G., & Sinigaglia, C. (2016). The mirror mechanism: a basic principle of brain function. Nature Reviews Neuroscience 17(12), 757–765.

*Kritik an der Spiegelneuron-Theorie:* Hickok, G. (2009). Eight problems for the mirror neuron theory of action understanding in monkeys and humans. Journal of cognitive neuroscience 21(7), 1229–1243.

*Berührung und Magersucht:* Strumia, R. (2005). Dermatologic signs in patients with eating disorders. Am J Clin. Dermatol. 6, 165–173.

Crucianelli, L., Cardi, V., Treasure, J., Jenkinson, P. M., & Fotopoulou, A. (2016). The perception of affective touch in anorexia nervosa. Psychiatry research 239, 72–78.

Zucker, N. L., Merwin, R. M., Bulik, C. M., Moskovich, A., Wildes, J. E., Groh, J. (2013). Subjective experience of sensation in anorexia nervosa Behav. Res. Ther. 51, 256–265.

*Arzt-Patient-Interaktion:* Bruhn, J. G. (1978). The doctor's touch: tactile communication in the doctor-patient relationship. Southern medical journal 71(12), 1469–1473.

Milz, H. (1992). Der wiederentdeckte Körper. Vom schöpferischen Umgang mit sich selbst (Artemis & Winkler, München).

*Placebo Effekt:* Benson, H., & Epstein, M. D. (1975). The placebo effect: A neglected asset in the care of patients. Jama 232(12), 1225–1227.

Benson, H., & Friedman, R. (1996). Harnessing the power of the placebo effect and renaming it remembered wellness. Annual Review of Medicine-Selected Topics in the Clinical Sciences 47, 193–200.

Williams, S., Weinman, J., & Dale, J. (1998). Doctor–patient communication and patient satisfaction. Fam Pract 15(5), 480–492.

Benedetti, F. (2013). Placebo and the new physiology of the doctor-patient relationship. Physiological reviews 93(3), 1207–1246.

Heszen-Klemens, I., & Lapińska, E. (1984). Doctor-patient interaction, patients' health behavior and effects of treatment. Social Science & Medicine 19(1), 9–18.

Kaptchuk, T. J. (2002). The placebo effect in alternative medicine: can the performance of a healing ritual have clinical significance? Annals of internal medicine 136(11), 817–825.

*Berührungstherapeut Luke Tanner:* http://www.luketanner.co.uk

*Berührungen und Demenz:* Kim, E. J., & Buschmann, M. T. (1999). The effect of expressive physical touch on patients with dementia. International Journal of Nursing Studies 36(3), 235–243.

Woods, D. L., Craven, R. F., & Whitney, J. (2005). The effect of therapeutic touch on behavioral symptoms of persons with dementia. Alternative therapies in health and medicine 11(1), 66.

Wang, K. L., & Hermann, C. (2006). Pilot study to test the effectiveness of healing touch on agitation in people with dementia. Geriatric Nursing 27(1), 34–40.

## Kapitel 8

*Interozeption:* Craig, A. D. (2002). How do you feel? Interoception: the sense of the physiological condition of the body. Nature reviews neuroscience 3(8), 655–666.

*Predictive Coding:* Friston, K. (2010). The free-energy principle: a unified brain theory? Nature Reviews Neuroscience 11(2), 127–138.

*Individuelle Fähigkeit zur Interozeption:* Craig, A. D. (2004). Human feelings: why are some more aware than others? Trends in cognitive sciences 8(6), 239–241.

Critchley, H. D., Wiens, S., Rotshtein, P., Öhman, A., & Dolan, R. J. (2004). Neural systems supporting interoceptive awareness. Nature neuroscience 7(2), 189–195.

*Interozeption und Psychiatrie:* Farb, N., Daubenmier, J., Price, C. J., Gard, T., Kerr, C., Dunn, B. D., … & Mehling, W. E. (2015). Interoception, contemplative practice, and health. Frontiers in psychology 6, 763.

*Yoga als Therapie:* Balasubramaniam, M., Telles, S., & Doraiswamy, P. M. (2013). Yoga on our minds: a systematic review of yoga for neuropsychiatric disorders. Frontiers in psychiatry 3, 117.

Villemure, C., Čeko, M., Cotton, V. A., & Bushnell, M. C. (2013). Insular cortex mediates increased pain tolerance in yoga practitioners. Cerebral cortex, bht124.

*Berührungen führen zur Neurogenese bei Mäusen:* Shechter, R., Baruch, K., Schwartz, M., & Rolls, A. (2011). Touch gives new life: mechanosensation modulates spinal cord adult neurogenesis. Molecular psychiatry 16(3), 342–352.

*Sex stärkt die Gesundheit:* Brody, S. (2010). The relative health benefits of different sexual activities. J Sex Med. 7(4 Pt 1), 1336–1361.

*Oxytocin durch Kuscheln*: Uvnäs-Moberg, K. (2004). Massage, relaxation and well-being: a possible role for oxytocin as an integrative principle? In: Touch and Massage in Early Child Development, ed. Field T. (Calverton, NY: Johnson & Johnson Pediatric Institute).

*Achtsamkeitsmassage:* Stötter, A., Mitsche, M., Endler, P. C., Oleksy, P., Kamenschek, D., Mosgoeller, W., & Haring, C. (2013). Mindfulness-based touch therapy and mindfulness practice in persons with moderate depression. Body, Movement and Dance in Psychotherapy 8(3), 183–198.

## Kapitel 9

*Kommunikation durch Berührung:* Hertenstein, M. J., Holmes, R., McCullough, M., & Keltner, D. (2009). The communication of emotion via touch. Emotion 9(4), 566.

App, B., McIntosh, D. N., Reed, C. L., & Hertenstein, M. J. (2011). Nonverbal channel use in communication of emotion: How may depend on why. Emotion 11(3), 603.

*Smartphone-Nutzung und Depression:* Demirci, K., Akgönül, M., & Akpinar, A. (2015). Relationship of smartphone use severity with sleep quality, depression, and anxiety in university students. Journal of behavioral addictions 4(2), 85–92.

*In-Touch:* Brave, S., & Dahley, A. (1997, March). inTouch: a medium for haptic interpersonal communication. In CHI'97 Extended Abstracts on Human Factors in Computing Systems (ACM), 363–364.

*Robot*PHONE: Sekiguchi, D., Inami, M., & Tachi, S. (2001, March). RobotPHONE: RUI for interpersonal communication. In: CHI'01 Extended Abstracts on Human Factors in Computing Systems (ACM), 277–278.

*Familyware:* Go, K., Carroll, J., & Imamiya, A. (2000). Familyware. In Home Informatics and Telematics (Springer US), 125–140.

*Keep in Touch:* Motamedi, N. (2007, Febr). Keep in touch: a tactile-vision intimate interface. In Proceedings of the 1st international conference on Tangible and embedded interaction (ACM), 21–22.

*Positive Effekte von Berührung in der Pflege:* Routasalo, P., & Isola, A. (1996). The right to touch and be touched. Nursing Ethics 3(2), 165–176.

Bush, E. (2001). The use of human touch to improve the well-being of older adults a holistic nursing intervention. Journal of holistic nursing 19(3), 256–270.

Caris-Verhallen, W. M., Kerkstra, A., & Bensing, J. M. (1999). Non-verbal behaviour in nurse–elderly patient communication. Journal of advanced nursing 29(4), 808–818.

Hollinger, L. M., & Buschmann, M. B. T. (1993). Factors influencing the perception of touch by elderly nursing home residents and their health caregivers. International journal of nursing studies 30(5), 445–461.

*Therapeutischer Roboter:* Stiehl, W. D., Lieberman, J., Breazeal, C., Basel, L., Lalla, L., & Wolf, M. (2005, August). Design of a therapeutic robotic companion for relational, affective touch. In: Robot and Human Interactive Communication, ROMAN 2005. IEEE International Workshop on Robot and Human Interactive Communication, 408–415.

*Huggable*: http://robotic.media.mit.edu/portfolio/huggable/

*Video von Huggable*: https://www.youtube.com/watch?v=UaRCCA-2rRR0

*Berührung durch Luftdruck:* http://www.lamsaptic.com und http://www.ultrahaptics.com

*Berührungssimulator verursacht keinen Midas-Effekt:* Haans, A., IJsselsteijn, W., Graus, M. P., Salminen, J. A. (2008). The virtual Midas touch: helping behavior after amediated social touch. In: CHI 2008 Proceedings, 507–3512.

*Berührung von Haut und Dingen wird unterschiedlich verarbeitet:* Ebisch, S. J., Ferri, F., Romani, G. L. & Gallese, V. (2014). Reach out and touch someone: anticipatory sensorimotor processes of active interpersonal touch. J Cogn Neurosci 26, 2171–2185.

# Bildnachweis

Seite 11: © Jade Bell Photography

Seite 31: © Rae Russel/Archive Photos/Getty Images

Seite 47: © Matthew Henry/unsplash.org

Seite 69: https://de.wikipedia.org/wiki/Datei:Macaca_fuscata_Iwatayama.jpg

Seite 89: © Sergey Nivens/Shutterstock

Seite 103: © Chrystal Shaw/unsplash.org

Seite 117: © Diener Education Fund

Seite 123: © Lucas Oleniuk/Toronto Star/Getty Images

Seite 141: © Sean Gallup/Getty Images

Seite 155: © https://pbs.twimg.com/media/DCcyQNvXoAAjKU5.jpg